Carl-Auer
Fachbücher für jede:n

Monika Röder

DER KLEINE SEXRETTER

UNTERSCHIEDLICHES VERLANGEN UND DIE DREI HERZSTÜCKE LANGLEBIGER EROTIK

Zweite, aktualisierte Auflage, 2025

Reihe »Fachbücher für jede:n«
Reihengestaltung und Satz: Nicola Graf, Freinsheim, www.nicola-graf.com
Umschlaggestaltung: Heinrich Eiermann
Umschlagfoto: © Lubo Ivanko – stock.adobe.com
Illustrationen: Monika Röder
Redaktion: Nicola Offermanns
Printed in Germany
Druck und Bindung: CPI books GmbH, Leck

MIX
Papier | Fördert gute Waldnutzung
FSC® C083411
FSC www.fsc.org

CPI klimaneutral
Mehr Bäume. Weniger CO_2

Zweite, aktualisierte Auflage, 2025
ISBN 978-3-8497-0615-9 (Printausgabe)
ISBN 978-3-8497-8567-3 (ePUB)

Bibliografische Information der Deutschen Nationalbibliothek:
Die Deutsche Nationalbibliothek verzeichnet diese Publikation in der Deutschen Nationalbibliografie; detaillierte bibliografische Daten sind im Internet über http://dnb.d-nb.de abrufbar.

Informationen zu unserem gesamten Programm, unseren Autoren und zum Verlag finden Sie unter: **www.carl-auer.de**.
Dort können Sie auch unseren Newsletter abonnieren.

Carl-Auer Verlag GmbH
Vangerowstraße 14 · 69115 Heidelberg
Tel. +49 6221 6438-0 · Fax +49 6221 6438-22
info@carl-auer.de

INHALT

Vorwort

Projekt: Sexrettung

»Sex sells« – das ist mir klar. Um Sie vor einer Enttäuschung zu bewahren, möchte ich zuerst sagen, dass dieses Buch *kein* weiterer Ratgeber mit pauschal sex-positiver Botschaft ist im Sinne eines: Sex muss sein. Nein, Sex muss nicht sein. Es gibt genügend Menschen und Paare, die sexlos glücklich sind. Das ist völlig normal und gesund. Allerdings wird diese Position im vorliegenden Buch nicht vertieft, da es ein »Sexretter« ist.

Dieses Buch ist auch *keine* Anleitung zum größer – schneller – weiter. Hier gibt es *keine* Sextipps für Aktivitäten, die zu extrascharfem oder erleuchtetem Sex führen. Sie werden hier keine Anleitung für Stellungen, Präferenzen für Stile oder Tipps finden, wie sie einander noch besser zum Höhepunkt bringen können. Für diese Anliegen gibt es inzwischen eine Fülle anderer Literatur und Medien.

Die Wirklichkeit in heimischen Betten sieht oft so aus: Es gibt Druck und Verfolgungskämpfe zwischen einem, der mehr, und einem oder einer, die weniger will. Das Zusammenleben ist dort gespickt von gegenseitiger Abwertung und Vermeidung. Für viele Menschen bedeutet Sex Frust, Stress oder Langeweile. Viele haben beim Sex Selbstzweifel, Minderwertigkeitsgefühle, Angst und gelegentlich auch Funktionsstörungen. Und viele denken, alle anderen hätten mehr und besseren Sex als sie selbst.

Dieses Buch möchte vor allem normalisieren. Es richtet sich an die vielen Menschen, die gar nichts so Außergewöhnliches wollen, als beiderseits erfüllenden Sex mit dem Menschen, den sie lieben.

»Normale« Paare und »normale« Sexualität

Im *kleinen Sexretter* spreche ich also vor allem Paare an, bei denen Sex zum Problem geworden ist. Und hier möchte ich vorausschicken: Das ist normal! Im gemeinsamen, langjährigen Beziehungsleben hin und wieder Unstimmigkeiten, Probleme oder Krisen zu haben ist völlig normal. Das geht uns allen so. Auch Lustlosigkeit, Pannen und sogar Funktionsstörungen treten im Laufe des Lebens hin und wieder auf, kommen und gehen und brauchen keine Behandlung. Allerdings kann die Verzweiflung beim Thema Sex schnell ziemlich groß werden. Und hier möchte ich Ihnen mit entsprechenden Infos und Anregungen über die eine oder andere Klippe hinweghelfen.

Kamen die Menschen vor ein oder zwei Jahrzehnten in sexualtherapeutische Praxen noch mit funktionellen Störungen wie etwa Schmerzen beim Geschlechtsverkehr, Vaginismus oder erektilen Störungen, so ist es heute vor allem die Lustlosigkeit. Trotz oder wegen unserer sexualisierten Welt haben viele Männer und Frauen einfach keine große Lust mehr aufeinander. Wenn es beiden gleichermaßen so geht, haben sie Glück. Doch was tun, wenn die eine Seite mehr will und die andere weniger? Unterschiedliches sexuelles Verlangen ist heute eines der häufigsten Themen in Partnerschaften sowie in paar- und sexualtherapeutischen Praxen.

In der Sexualmedizin und -therapie gibt es einen Richtungsstreit. Die einen sagen: Das liegt an der körperlichen Funktion, wir müssen am Körper ansetzen, mit ihm üben und ihn neu erkunden. Andere betonen, dass Sex etwas mit Reife und Persönlichkeitsentwicklung zu tun habe und man dort ansetzen müsse. Die nächsten sagen: Sex ist Kommunikation, wir müssen mehr miteinander sprechen. Und wieder andere betonen die emotionale Beziehung und Bindung sowie die innere Erlaubnis als Basis für erfüllende Sexualität. Für mich ist alles richtig. Emotionale Probleme beinhalten oder ziehen körperliche Reaktionen nach sich. Und die wiederum verkomplizieren die emotionale Verbindung. Oder andersrum: Körperliche Zustände wie etwa ein hoher Muskeltonus oder schnelles, flaches Atmen gehen Hand in Hand mit eher negativem Denken und stoßen häufig destruktive Gefühle an. Die wiederum haben verstärkt Auswirkungen auf den Körper und machen die Begegnung schwieriger.

Es geht also nicht um ein Entweder-oder, sondern um ein Sowohl-als-auch. Ich werde in diesem Buch darum sowohl auf den Körper und seine Funktionen, als auch auf das Denken, die Emotionalität und Bindung sowie ebenso auf die Kommunikation schauen.

Geschlechtsverkehr und andere Spielarten

In einem ist sich die aktuelle Sexualforschung relativ einig: Wirklich erfüllender Sex hat nichts mit den praktizierten Techniken zu tun. Es kommt nicht darauf an, ob Sie es eher sanft und zärtlich mögen oder auf BDSM[1] stehen. Ebenso ist es nicht relevant, ob Sie heterosexuell, lesbisch, schwul oder bisexuell sind. Auch die Unterscheidung in Oral-, Manual-, Analsex oder genitalen Geschlechtsverkehr spielt keine große Rolle. Entscheidend sind vor allem Einstellungen und eher beziehungsorientierte und persönliche Kompetenzen.

Und dennoch gibt es in der Praxis eine sexuelle Variante, die in sehr vielen Schlafzimmern einerseits von beiden ersehnt wird und andererseits immer wieder zu Frust, Enttäuschung oder Krisen führt: der heterosexuelle, genitale Geschlechtsverkehr. Der sieht häufig so aus: Er mag ihn, weil er beim Geschlechtsverkehr fast immer zum Höhepunkt kommt. Auch sie nimmt ihn vielleicht gern vaginal in sich auf, weil sie die intensive, genitale Vereinigung liebt. Aber befriedigend ist es für sie nicht. *Sie* kommt eher, wenn er sie von Hand stimuliert oder leckt. Oder andersrum: Sie mag den Geschlechtsverkehr und findet dabei auch Wege zu kommen. Auch er genießt ihn – aber zum Orgasmus kommt er so nicht. Was ist da verkehrt?

Viele Männer und Frauen gehen davon aus, dass die männliche und weibliche Anatomie eigentlich nicht kompatibel ist. Sie vermuten, dass der weibliche Bauplan eben nicht vorsieht, dass die Frau den genitalen Geschlechtsverkehr gleichermaßen als befriedigend erlebt. Diese Haltung ist verbreitet, wird akzeptiert und ist auch hin und wieder in wissenschaftlichen Papers zu finden. Doch diese »Unstimmigkeit« ist kein Naturgesetz. Sie hat mit biologischen und kognitiven Lernprozessen, mit Sozialisation und Gewohnheit zu tun, und sie ist veränderbar.

Mut zur Lücke

Viele Kolleginnen sagen, wenn sie von dem Buch hören: »Huch!? Das komplexe Thema ›Rettung partnerschaftlicher Sexualität‹ auf diesen wenigen Seiten?! Wie willst du all den Menschen, den

1 Eine Erklärung für solche Abkürzungen und Fachbegriffe finden Sie im Anhang.

Lebensformen und Anliegen gerecht werden?« Ich weiß, es ist ambitioniert. Ich möchte alle wichtigen Aspekte ansprechen, Ihnen praktische Anregungen und Übungsmöglichkeiten geben und gleichzeitig das Buch so kompakt und kurz halten, dass es auch für Wenigleserinnen und Wenigleser hilfreich und bewältigbar ist. Ich bräuchte also doppelt so viele Seiten – oder es fehlt etwas.

Ich habe mich für die Variante »Es fehlt etwas« entschieden. Dass ich dadurch immer wieder hart an der Oberflächlichkeit entlang schramme, ist mir klar. Es bedeutet, dass ich viele Themenkomplexe ausklammern muss. Ich kann nicht alle Altersgruppen, sexuellen Orientierungen, Erfahrungsstufen, Störungsbilder, Erwartungshaltungen, Paardynamiken und Lebensstile gleichermaßen erreichen. Ich habe mich also entschieden, mich immer wieder zu fokussieren.

An wen richtet sich das Buch?

In diesem Buch geht es also darum, vor allem den oft inkompatibel scheinenden heterosexuellen *Geschlechtsverkehr* besser zu verstehen und weiterzuentwickeln. Außerdem möchte ich die Paare erreichen, für die *Lustlosigkeit* und/oder ein *unterschiedliches sexuelles Verlangen* zum Problem geworden ist.

Damit kommen wir direkt zum nächsten Schwerpunkt: Lustlosigkeit und Verlangensunterschiede sind meist kein Thema bei Frischverliebten egal welchen Alters, sondern tauchen oft in *langjährigen, meist monogamen, verbindlichen Partnerschaften* auf. Mein Angebot richtet sich also an die Paare, die schon einige Jahre oder Jahrzehnte miteinander unterwegs sind, die sich gegenseitig wichtig sind, bei denen aber eine Person oder beide ihr sexuelles Begehren verloren haben, dies bedauern und es ändern möchten. Folgerichtig bewegen wir uns mit diesem weiteren Kriterium auch eher in der *Altersgruppe von der Lebensmitte aufwärts.*

Was ist für die Weiterentwicklung wichtig?

Was brauchen wir für das Projekt Sexrettung und an welchen Konzepten orientiere ich mich? Der Grundgedanke dieses Projekts ist, Sie darin zu unterstützen zu verstehen, wie Sie selbst funktionieren. Ein roter Faden ist dabei der sexologische Ansatz des *Sexocorporel*, der von dem kanadischen Sexualwissenschaftler Jean-Yves Desjardins begründet wurde, aber auch der systemischen Konzepte

Ulrich Clements und Angelika Ecks sowie der sexualtherapeutischen Konzepte David Schnarchs und Esther Perels. Es geht also darum zu verstehen, wie und warum Ihr Körper das empfindet oder tut, was er tut. Und es geht darum zu verstehen, wie und warum Sie als Paar so funktionieren und miteinander umgehen, wie Sie es tun.

Zum Verständnis sexueller Funktion brauchen wir also einige Aspekte aus der körperlichen Anatomie und zusätzlich aus der Physiologie unseres vegetativen Nervensystems. Hier orientiere ich mich an aktuellen Erkenntnissen aus der Hirnforschung, insbesondere an der Polyvagaltheorie des amerikanischen Hirnforschers Steven Porges.

Dieses eher biologische Verstehen ist eingebettet in meine systemische Grundhaltung, denn »das Tun des einen ist das Tun des anderen« (Helm Stierlin) und entwickelt sich im zirkulären Miteinander. Ich zeige Ihnen also typische Paardynamiken, typische sexuelle Dynamiken und auch die starke Abhängigkeit vieler Menschen vom Kontext des Geschehens. Das Verstehen ist immer wieder Grundlage und Schlüssel zur Übernahme einer persönlichen Verantwortung. Wenn Sie die Logik Ihres Systems verstanden haben, können Sie sich der Entscheidung zuwenden: Möchte ich so weitermachen oder möchte ich das ändern? Mit der Bewusstheit und freien Entscheidung entstehen schließlich Handlungsräume, in denen Sie experimentieren und neue Wege gehen können. Und auch dafür finden Sie im Buch Anregungen.

Wissenschaftliche Evidenz

In Ratgebern ist das Zitieren von wissenschaftlichen Quellen unüblich. Beim Thema Sexualität werden jedoch oft Belege durch Forschungsergebnisse gesucht und Argumente mit Studien belegt. Auch ich verweise auf die eine oder andere Studie, möchte im Vorfeld aber auf Folgendes hinweisen:

Wissenschaftliche Studien sind in der Sexualforschung besonders schwierig durchzuführen. Es ist einfacher, hochwertige Daten zum Klimawandel zu sammeln als zum Erleben und Verhalten von Menschen in ihren intimsten Momenten. Die Untersuchungen werden häufig unter sterilen klinischen Bedingungen durchgeführt, die mit der realen Situation in echten Betten wenig zu tun haben. Mitunter basieren sie auch auf Online-Befragungen, an denen eher Menschen teilnehmen, die der Sexualität positiv gegenüberstehen und sich gern damit beschäftigen. Das Ergebnis kann dadurch nach oben hin verzerrt sein. Leser oder Leserinnen mit weniger Interesse fühlen sich beim Lesen der Zahlen möglicherweise schlecht und unter Druck gesetzt.

Hinzu kommt, dass es schwierig ist, ein Studiendesign zu entwerfen, das wirklich die Realität der unterschiedlichen Altersgruppen oder Lebenssituationen abbildet. Nicht jeder weiß, dass wissenschaftliche Studien manchmal an 30.000 Personen durchgeführt werden und manchmal an nur 17. Oft wird nicht der breite Bevölkerungsdurchschnitt untersucht, sondern die Gruppe setzt sich zusammen aus Studierenden der Psychologie oder Medizin mit ihrem häufig recht homogenen gesellschaftlichen Hintergrund. Manche Studien werden von der Pharmaindustrie oder anderen Lobbygruppen lanciert. Häufig ist es auch so, dass die Untersuchung gar nicht veröffentlicht wird, wenn sich nicht das erwünschte Ergebnis zeigt. Ich beziehe mich daher eher auf meine therapeutischen Erfahrungen aus der Arbeit mit Hunderten von Paaren sowie auf die Erkenntnisse aus langjährigen aktuellen Weiterbildungen und zitiere Studienergebnisse nur sparsam.

Heteronormativ, queer und alle anderen

Dieses Buch erscheint in einer Zeit, in der es weltumspannend vielfältige Bewegungen gibt, die zum Ziel haben, Opfer von rassistischer oder sexistischer Gewalt oder Menschen, die nicht der idealisierten Norm oder dem Durchschnitt entsprechen, Lobby und Sprachrohr zu verschaffen. Die feministische Bewegung des *#metoo* hat zum Ziel, sexualisierte Gewalt gegen Frauen offenzulegen und zu beenden. *#blacklivesmatter* setzt sich für die Gleichstellung von Menschen unterschiedlicher Hautfarben (»People of colour«) ein. Im psychologischen Bereich sollen Menschen mit Depressionen und auch Menschen, die nicht »neurotypisch« sind, sondern sich auf dem »autistischen Spektrum« befinden, entstigmatisiert und integriert werden.

Auch zum Thema Sexualität gibt es aktuell vielfältige Bewegungen, die sich für die Legitimierung unterschiedlicher sexueller Vorlieben (z. B. Vanilla/»Blümchensex«, kinky/»schmutzig«, BDSM etc.), unterschiedliche sexuelle Orientierungen (lesbisch, bi, schwul etc.), Beziehungsformen (monogam, polygam etc.) oder auch sexueller Identitäten (Mann, Frau, divers, transident, intersexuell etc.) einsetzen. All diese Anstrengungen und Bewegungen sind berechtigt und haben meine volle Unterstützung.

Da sich Realität in Sprache abbildet, sind viele Menschen derzeit sehr sprachsensibel. Gleichzeitig sind viele sprachliche Ausdrucksformen entsprechend der Fluidität der Bewegung in einem ständigen Veränderungsprozess (aus »Schwarze« wurde z. B. »people of colour«, aus »transsexuell« wurde »transident«, aus »Studenten« (= generisches Maskulinum) wurde »Studentinnen und Studenten« bzw. »StudentInnen«, »Student*innen«, »Studierende«, »Student:innen« etc.).

Wie schreibt man oder frau in dieser Zeit ein Buch über Sexualität, ohne auszuschließen oder zu verletzen? Ich habe großen Respekt vor der Aufgabe und möchte es dennoch probieren. Um den Umfang eines handlichen Ratgebers nicht zu sprengen und mich nicht in Klammern und Spiegelstrichen zu verlieren, habe ich mich entschieden, in diesem Buch vorrangig das abzubilden, was mir in meinem beruflichen Alltag am häufigsten begegnet: Im *kleinen Sexretter* geht es deshalb vorrangig um Menschen in *heterosexuellen Beziehungen*, die mit dem Anliegen zu mir kommen, ihre partnerschaftliche Sexualität, insbesondere den *heterosexuellen, genitalen Geschlechtsverkehr* so zu gestalten, dass er für beide Personen gleichermaßen befriedigend wird. Ich möchte an dieser Stelle ausdrücklich darauf hinweisen, dass ein Großteil der dargestellten Themen wie z. B. das Wissen um den eigenen Körper, biografische Prägungen, das Funktionieren des vegetativen Nervensystems, Paardynamiken oder auch der elementare Einfluss von Bewegung auf das emotionale und sexuelle Erleben für alle Menschen zutrifft – seien sie Mann, Frau, Personen mit Penis, Neo-Penis oder

Vagina, Neo-Vagina, lesbisch, schwul, polyamor, schwarz, weiß oder etwas anderes.

Was also finden Sie in diesem Buch?

Der kleine Sexretter möchte Sie unterstützen, Ihre partnerschaftliche Sexualität auf entspanntere, konfliktfreiere und genussvollere Weise zu erleben. Es geht um das Erleben erotischer partnerschaftlicher Verbundenheit und genussvoller Genital-Wellness. In diesem Sinne richtet sich das Buch an Menschen, die sich einfach wünschen, (wieder) eine erotische Beziehung zu demjenigen zu haben, den sie (eigentlich) lieben. Ich möchte Ihnen Lust machen, sich selbst, Ihren Körper und Ihre partnerschaftliche Sexualität neu zu entdecken und diese (wieder) erfüllter und genussvoller zu erleben, um *den* Sex zu bekommen, den es sich wirklich lohnt zu haben.

Empfehlung zur Nutzung des Buches

Sie werden im Laufe des Lesens feststellen, dass Selbstverantwortung für das Gelingen langlebiger partnerschaftlicher Sexualität eine große Rolle spielt. Es ist also durchaus sinnvoll, sich erst einmal mit sich selbst, dem eigenen Körper und dem eigenen Erleben zu beschäftigen. Lesen Sie dieses Buch also ruhig für sich allein und machen Sie sich Ihre eigenen Gedanken.

Eine Alternative ist, gleich in den partnerschaftlichen Lernprozess einzusteigen. Sie können das Buch beispielsweise direkt zusammen lesen. Meine Empfehlung dazu ist, sich einen regelmäßigen Beziehungsabend dafür einzurichten. Wählen Sie eine möglichst regelmäßige Zeitschiene, die geschützt ist vor dem überraschenden Auftauchen von Kindern oder Arbeitsaufgaben. Machen Sie es sich gemütlich, vielleicht mit einem Gläschen Wein oder einer Tasse Tee. Schön ist es, wenn Sie einander vorlesen – nicht zu viel auf einmal, sondern jeweils ein Kapitel oder einen längeren Abschnitt pro Abend – und sich danach darüber austauschen.

Beim gemeinsamen Lesen ist es wichtig, immer genug Raum für den Austausch zu lassen. Wenn Sie einander nur vorlesen und danach schweigend ins Bett gehen, können Sie neue Impulse vielleicht auch umsetzen, aber Sie haben einander nicht wirklich besser verstanden, das Gelernte geht schneller verloren und lässt sich nicht so gut mit dem eigenen Leben verknüpfen. Wenn Sie den Entwicklungsprozess also wirklich intensivieren wollen, machen Sie die vorgeschlagenen Übungen für sich allein und sprechen dann darüber. Es braucht den Austausch und die Reflexion der eigenen Gedanken, Erfahrungen und des eigenen Erlebens, um immer wieder den Link zum eigenen Leben und zum anderen herstellen zu können. Das macht den Lernprozess besonders intensiv.

Sprechen Sie dabei über Punkte wie: Was kennen Sie selbst von dem Gelesenen? Was leuchtet Ihnen ein? Wieso? Was hat das mit Ihnen zu tun? Was ist bei Ihnen anders? Warum?

Achten Sie darauf, dass das Gespräch verletzungsfrei und konstruktiv bleibt. Das bedeutet: *keine Verallgemeinerungen* und *keine Zuschreibungen auf den anderen* zu machen! Also nicht: »Stimmt, bei dir ist das auch dauernd so, dass du ...«, »Du machst auch immer/nie ...«. Sprechen Sie stattdessen von sich und Ihren Erfahrungen und vor allem von Ihren Bedürfnissen.

Achten Sie auch darauf, dass die Redezeit sich etwa die Waage hält. Es gibt in jeder Partnerschaft einen, der oder die mehr, schneller und leichter spricht, während die andere Seite eher zuhört und sich zurückhält. Wie der Sex, so lebt auch das offene Gespräch davon, sich einander wirklich zeigen zu können – aber auch davon, Rücksicht zu nehmen und Grenzen zu respektieren. Eine Vertiefung zu diesen Vorschlägen finden Sie im Kapitel »Herzstück 1: Kommunikation«.

Danke!

Mit dem *kleinen Sexretter* erscheint mein drittes Buch. Ich gehöre nicht zu den Menschen, die schon als Kind Autorin werden wollten. Ebenso wenig suche ich die große Bühne oder möchte reich und berühmt werden. In meinem Leben bin ich manche Umwege gegangen, doch als Psychotherapeutin, Paar- und Sexualtherapeutin habe ich meine Berufung gefunden. Mit meinen Klientinnen und Klienten zu wachsen, für sie immer besser zu werden, war mein Antrieb.

Weiterbildungen wurden zu meinem Hobby. Auf diesem Weg traf ich tolle Menschen, die mich fachlich und persönlich unglaublich inspirierten. Einer davon war David Schnarch, dessen Differenzierungsansatz mein persönlicher roter Faden wurde. Auf Tagungen begegnete ich Steven Porges und Bessel van der Kolk. Mit ihren Erkenntnissen in der Hirnforschung gingen mir einige Lichter auf. Der konsequente Blick auf unser Gehirn und das vegetative Nervensystem wurde zum zweiten roten Faden meiner Arbeit.

2016 bekamen meine Kollegin Birgit Kollmeyer und ich vom Kohlhammer Verlag die Chance, ein Fachbuch über Partnerschaft und Sexualität zu schreiben. Beim Schreiben entstand in mir das Bedürfnis, etwas für Menschen zu machen, die keine Fachbücher mögen, und ihnen Paardynamiken auf leichte, unterhaltsame Weise näherzubringen. Das war die Geburtsstunde des *kleinen Eheretters* und des *kleinen Sexretters*. Vom ganzen Lektorat, insbesondere von meiner persönlichen Lektorin Nicola Offermanns und von Nora Wilmsmann, wurde ich wunderbar betreut, bekam wertvolle Rückmeldungen und genoss allzeit reibungslose Abläufe.

Obwohl die Worte geradezu aus mir herausflossen, haben beide Manuskripte einige Metamorphosen vollzogen. Meine wunderbare Freundin und Kollegin Nicole Hammelehle war mir dabei insbesondere beim *kleinen Eheretter* geduldige Ratgeberin, konstruktive Korrektorin und unermüdliche Mutmacherin und damit von unschätzbarem Wert. Beim *kleinen Sexretter* waren mir vor allem meine Kolleginnen und Freundinnen Ulrika Vogt und Elke Kruse-Weiss wertvolle Stützen, und mein Basler Kollege Prof. Dr. Daniel Haag-Wackernagel sorgte mit seiner Begeisterungsfähigkeit und seinem kritischen Blick für den letzten fachlichen Check. Doch mein Dankeswort ist nicht vollständig ohne meinen Mann. Er ist mein Wegbegleiter, Fachkollege, Liebhaber und Freund und begleitet mich nun schon seit Jahrzehnten mit einem größeren Vertrauen in meine Fähigkeiten, als es mir anfangs selbst möglich war.

Euch allen – und vor allem auch meinen Klientinnen und Klienten, die sich mir seit vielen Jahren anvertrauen und mit denen ich so viel lernen darf – ganz, ganz herzlichen Dank!

1 DER SEXUELLE MENSCH HEUTE

So viel Wissenschaft und Wissen wie heute gab es noch nie. Die Geschwindigkeit, mit der neues Wissen generiert wird, bisheriges sich erweitert oder auch veraltet, ist immens. Das Wissen explodiert geradezu. Dazu kommt das Internet. Dank Wikipedia, ChatGPT & Co bleibt uns nichts mehr vorenthalten. Auch über Sexualität wissen wir gefühlt alles. Aber wissen wir wirklich alles?

Wie aufgeklärt sind wir?

Die Generation meiner Eltern und Großeltern musste sich ihr Wissen über Geschlechtsorgane und Sexualität selbst zusammensuchen. Manche junge Frau hatte noch nie einen Penis gesehen, bevor aus einer spannenden Begegnung im Heu ein Kind hervorging. Sexualität war tabuisiert und das Wissen um Fruchtbarkeit und Schwangerschaft begrenzt. Die »wilden 68er« rebellierten gegen diese lustfeindliche Moral. Sie praktizierten die freie Liebe, manche lebten mit häufig wechselnden Sexpartnern in Kommunen und fanden: »Wer zweimal mit derselben pennt, gehört schon zum Establishment.«

Die geburtenstarken Jahrgänge der 1960er- und 1970er-Jahre erwarben ihr Wissen um Lust und Sexualität maßgeblich beim Doktor-Sommer-Team der Bravo und einige wenige biologische Details im Biologieunterricht. Als AIDS die Welt verunsicherte, wurde es zunehmend möglich, über körperliche Liebe zu sprechen, und *Safer Sex* wurde salonfähig. Mit Beginn des digitalen Zeitalters und der Globalisierung begann die Schrankenlosigkeit der Sexualität. Junge Menschen werden häufig durch das Internet aufgeklärt. Im Kindergarten lernen sie Begriffe wie »Fick dich«, und auf dem Schulhof kursieren Pornos. Bereits 2009 bekamen Forscher der University of Montreal für eine Studie zum Pornokonsum keine Kontrollgruppe zusammen, weil sie vergeblich nach Collegestudenten suchten, die noch keine Pornografie konsumiert hatten. Heute haben die meisten Kinder Pornos gesehen, lange bevor sie ihre eigene Sexualität entdecken und erforschen konnten. Das Internet lässt keine Fragen offen. Sind unsere Kinder also aufgeklärt? Sind wir selbst aufgeklärt?

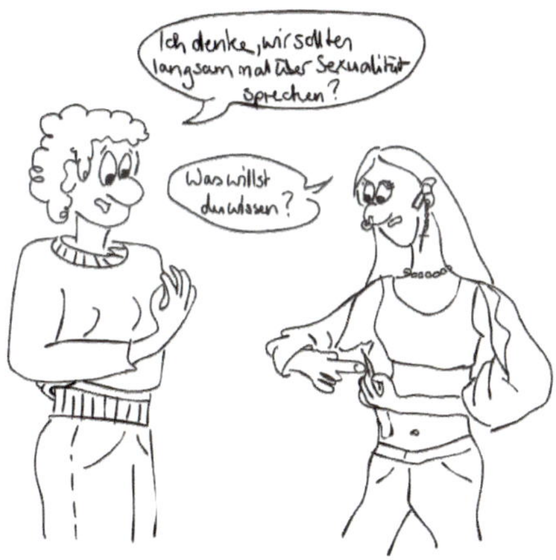
Ich denke, wir sollten langsam mal über Sexualität sprechen?
Was willst du wissen?

Die Realität in den Schlafzimmern sieht oft anders aus als in den Medien. Bei vielen Paaren findet der übliche Sex bei ausgeschaltetem Licht schweigend unter der Bettdecke statt. Sie tun »es« und sprechen nicht darüber. Wenn »es« nicht mehr gut funktioniert, trennen sich Paare schneller als früher und mit dem oder der Neuen läuft »es« wieder besser. Millennials und die GenZ tendieren dazu, sich weniger schnell zu binden, und experimentieren zunehmend mit Varianten »einvernehmlich nicht monogamer Beziehungen«.

Deutlich ansteigend ist die Zahl junger Männer in den 20ern, die Erektionsstörungen haben. Ebenfalls ansteigend ist die Anzahl von Menschen, die sich als asexuell erlebt. In der Wissenschaft wird inzwischen von »Sex Recession« gesprochen, weil sowohl Personen in Partnerschaften als auch Singles von Jahrzehnt zu Jahrzehnt weniger Sex haben. Wie kompetent sind wir also in Sachen Sex? Wie gut verstehen wir, was zwischen uns und in unseren Körpern läuft, und wie gut können wir unser Erleben gestalten?

Sprache für Sexualität

Eine wichtige Voraussetzung für unsere Beschäftigung mit dem Thema ist die Sprache. Bei der Bezeichnung der weiblichen und männlichen Geschlechtsorgane geht allerdings im wirklichen Leben die Unsicherheit bereits los. Welche Sprache benutze ich für mein eigenes Genital und das des anderen? Fotze, Möse, Muschi und Schwanz klingt Ihnen zu vulgär? Schlitz, Scheide oder Glied zu altmodisch? Schamlippen, Schamhaar und Schamhügel zu frauenfeindlich oder verschämt?

Und was machen Sie miteinander? Poppen, Bumsen, Ficken oder Vögeln? Wie ist es mit den Begriffen Koitus, Erektion oder Cunnilingus[2]? Die sind Ihnen eventuell zu klinisch rein oder zu fremdsprachig? Manche Menschen versuchen, das Dilemma mit Wortneuschöpfungen zu lösen: dein Zauberstab, meine Lotusblüte, meine Edelrosine? Zu albern für Sie?

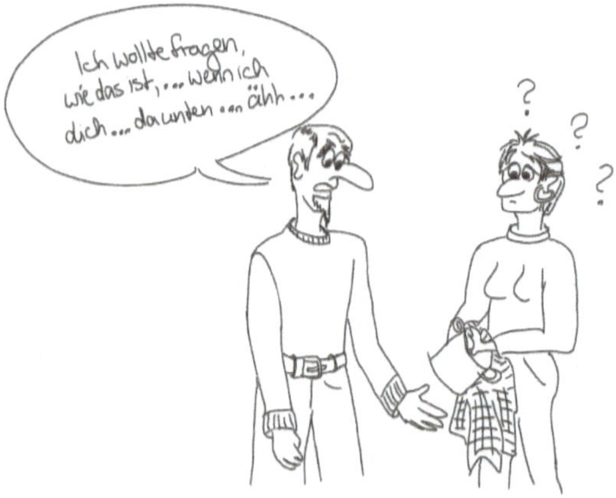
Ich wollte fragen, wie das ist, ... wenn ich dich ... da unten ... ähh ...

2 Alle Fachbegriffe sind im Anhang erklärt.

Vielen Menschen fällt es schwer, über (ihre) Sexualität zu reden – allein, weil ihnen die Worte fehlen. Sie möchten nicht zu wissenschaftlich daherkommen und die Romantik killen. Sie möchten aber auch niemanden kränken durch allzu vulgäre Ausdrücke. Was können wir tun? Wie sage ich meiner Liebsten, wo sie mich anfassen soll und wie, wenn ich keine Sprache dafür habe?

Ich werde im Folgenden die Begriffe verwenden, die ich in meiner Praxis und meinem Alltag am häufigsten höre und bei Gesprächen über Sexualität am ehesten selbst benutze. Fühlen Sie sich frei, alles so für sich zu übersetzen, dass es für Sie und Ihre Partnerin oder Ihren Partner passt.

Neues aus Anatomie und Forschung

Der folgende Abschnitt ist kein Aufklärungskurs. Die meisten biologischen Details sind wohlbekannt. Dennoch gibt es bei vielen Menschen Lücken in diesem Wissen. Insbesondere das weibliche Genital ist in unserer Kultur kein Thema und – da nicht wirklich physisch im Blickfeld – auch für viele ein unbekannter Ort. Über Jahrhunderte war es praktisch nicht präsent – ein Nichts, ein Loch, das Negativ zum Mann, das war's.

Außerdem möchte ich Sie in diesem Buch mit Ihrem Becken bekannt machen. Es ist die erotische Schatzkiste des Körpers. Doch auch das Becken ist in der Wahrnehmung vieler Menschen gar nicht vorhanden. Die Hüften sind bekannt. Auch der Verdauungstrakt, ja. Der Penis natürlich und die Tatsache, dass Frauen eine Klitoris haben, okay. Aber das Becken? Was genau soll das sein und wo? Und was hat es mit Sex zu tun?

Wenn wir unser sexuelles Erleben und Funktionieren verändern wollen, müssen wir es zuerst kennen und verstehen. Wir brauchen ein Konzept, eine Landkarte, eine Vorstellung von »dem da unten«. Ich biete Ihnen also an, Ihr bisheriges Wissen um einige Details aus Wissenschaft und Forschung zu erweitern. Bevor es Ihnen langweilig wird, lesen Sie einfach quer und überspringen einzelne bekannte Passagen.

Weiblich, männlich, homo, hetero und was dazwischen

Den meisten Menschen ist klar, dass jeder Mensch und damit auch jedes Genital anders ist. Und dennoch bleibt dieses Wissen oft rein kognitiv. Die Bilder, die wir in Filmen, Zeitschriften und anderen Medien und insbesondere in Pornos sehen, gleichen sich sehr. Wir sehen die ideale Frau, den idealen Mann, mit dem idealen Penis, den idealen Brüsten oder Vulven. Models, Darstellerinnen und Darsteller in Filmen wurden bereits einer Auswahl unterzogen, die nur übriglässt, was derzeit als schön und ideal gilt. Der Rest wird durch Photoshop geschönt oder durch Models für bestimmte Körperteile ersetzt.

Was wir also kognitiv wissen, aber im Alltag nicht so oft sehen, ist die Breite der Normalität unter den Klamotten: Es gibt große Penisse und kleine, helle, dunkle, dicke und dünne, kurze und lange. Alle Eicheln haben unterschiedliche Formen und die Hoden ebenfalls. Die Erektion steht je nach Mann und Alter steil nach oben, waagrecht nach vorn, etwas krumm oder zeigt nach unten.

Dasselbe gilt für weibliche Vulven, also die äußeren weiblichen Genitalien. Sie sind schmetterlingsförmig oder eher glatt. Haben symmetrische Lippen oder asymmetrische. Sind stark behaart, in eine Frisur getrimmt oder rasiert. Die inneren Vulvalippen sind groß und lang und weit über den äußeren. Oder aber klein und fast unsichtbar. Die Klitoris ist groß und prominent zu sehen oder aber versteckt in diversen Hautfalten. Es gibt so viele unterschiedliche Genitale, wie es Menschen gibt.

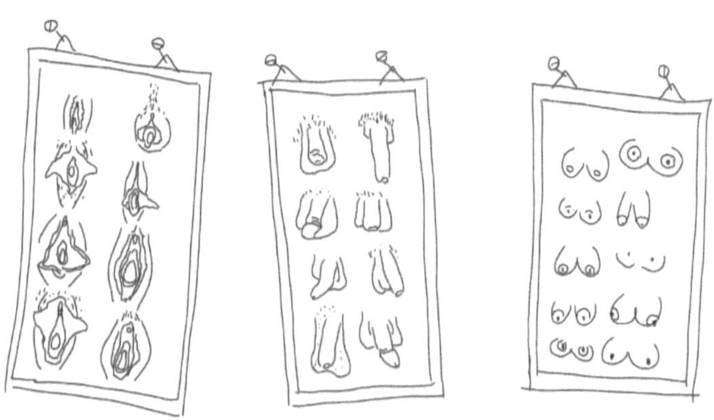

Manche Menschen haben keine eindeutig männlichen oder weiblichen Genitalien, sondern sind biologisch und hormonell *intersexuell*. Diese Anlage entsteht aufgrund von Androgenresistenzen bereits im Mutterleib. Das Genital, also das biologische Geschlecht, ist dann nicht so prototypisch ausgeprägt wie im Porno.

Weiterhin gibt es Menschen, die zwar mit einem biologisch eindeutigen Genital auf die Welt kommen, sich in diesem Körper aber falsch fühlen. Diese *Transpersonen* fühlen sich entweder dem anderen sozialen Geschlecht zugehörig, das im Englischen als *Gender* bezeichnet wird. Oder sie empfinden sich als drittes, eigenes Geschlecht oder etwas dazwischen. Sie wollen oder können sich nicht binär einem sozialen Geschlecht wie männlich oder weiblich zuordnen. Juristisch werden diese Menschen auch als *divers* bezeichnet. Sie können ihren Lebensstil theoretisch jenseits binärer Genderfestlegungen gestalten und haben die Möglichkeit zu hormoneller und operativer Veränderung des biologischen Körpers. Viele Betroffene spüren diese Unstimmigkeit bereits als Kind, haben dann aber erst im jungen Erwachsenenalter nach vielen Enttäuschungen, Kränkungen und inneren Schmerzen den Mut, entsprechende Schritte zu gehen. Was dann folgt, ist aufgrund gesellschaftlicher Ressentiments eine weitere Mammutaufgabe, die zu bewältigen ist. Die Bewältigung eines solchen Dazwischenseins ist alles andere als leicht. Denn praktisch leben wir in einer binären heteronormativen Welt, d.h. einer Welt, in der Heterosexualität als normal gilt und die immer noch geprägt ist von Vorurteilen und Repressalien gegen Menschen, die anders sind.

Noch ein Hinweis: Ob die Betroffenen letztlich schwul, lesbisch oder heterosexuell sind, steht auf einem ganz anderen Blatt. Das Gefühl der Geschlechtszugehörigkeit hat nichts mit der sexuellen Orientierung zu tun – also damit, auf wen man oder frau sexuell steht!

Auch bei dieser Kategorisierung, die als *sexuelle Orientierung* bezeichnet wird, entfernen sich Forschung und gelebte Praxis immer weiter vom alten Schubladendenken. Vor einigen Jahrzehnten war es noch wichtiger, sich eindeutig als hetero, lesbisch, schwul oder bi zu positionieren. Heute werden die Grenzen weicher. Die meisten

Menschen könnten sich für unterschiedliche Formen gelebter Sexualität erwärmen, entscheiden sich aber im Laufe ihres Lebens für eine Orientierung – am häufigsten die heterosexuelle.

Wie alles anfängt: die Geschlechtsentwicklung im Embryo

Zunächst sind wir allerdings alle gleich. In den ersten Lebenswochen im Uterus haben wir zwar unterschiedliche Chromosomen, die auf das zukünftige Geschlecht hindeuten, unser Genital selbst ist allerdings intersexuell und hat die Anlagen für beide Geschlechter. Aufgrund von Genen, Chromosomen und Hormonen entscheidet sich dann etwa in der 6. Lebenswoche, ob sich aus den Geschlechtsanlagen im Embryo Hoden bilden oder Eierstöcke. Das heißt: Aus dem zunächst biologisch gleichen Zellhaufen entwickeln sich bei XY-Chromosomen Prostata und Samenleiter. Durch die Ausschüttung von Testosteron entsteht ein äußeres Genital aus Penis, Eichel und Hoden. Und aus denselben Anlagen entstehen aufgrund der XX-Chromosomen Eierstöcke, Eileiter, eine Gebärmutter sowie ein äußeres Genital aus Klitoris, äußeren und inneren Lippen und einer Harnröhrenöffnung. Genau genommen besitzen Frauen mit den Paraurethraldrüsen eine Art Prostata und Männer mit dem *Utriculus prostaticus* eine kleine Vagina. Merkmale desselben biologischen Ursprungs werden *Homologon* genannt – auch wenn sich später unterschiedliche Formen und Funktionen daraus entwickeln.

Warum erzähle ich das alles? Wofür ist es wichtig zu wissen, dass das männliche und weibliche Genital ursprünglich und teilweise baugleich ist? Das Wissen um sogenannte Homologa kann uns helfen, die Empfindungen des anderen, »fremden« Geschlechts besser einzuschätzen und nachzuvollziehen.

So haben beispielsweise beide Genitalien ein hochsensibles Gefäßgeflecht, das nach außen zeigt und sich bei sexueller Erregung mit Blut füllt: bei Frauen die Klitoris und bei Männern der Penis. Beide haben außerdem ein weiches, fleischiges und dehnbares Organ, auf dem in der Pubertät Haare wachsen: Bei Frauen sind das die äußeren Lippen (Labien) und bei Männern ist es der Hodensack (Skrotum). Was sich beim weiblichen Genital zu einer großen Öffnung entwickelt, ist beim männlichen quasi »zugenäht«. Die Naht *(Raphe scroti)* können Sie in der Mitte des Hodensacks sehen. Homolog sind außerdem die Brustwarzen, die bei Frauen später eine biologische Funktion zur Ernährung des Nachwuchses haben und beim Mann im Laufe der Evolution einfach belassen wurden.

Die größere Unterscheidung zeigt sich also nicht so sehr im Bausatz des Organs selbst, sondern in der Funktion der Teile. So hat der Penis samt Eichel vielfältige Aufgaben: er soll urinieren, erigieren, penetrieren und ejakulieren. Und er soll empfinden. Die Klitoris dagegen hat ausschließlich den Job zu empfinden. Dafür hat ihre Eichel mit 8.000 Nervenendigungen zwar gleich viele wie die Peniseichel, sie liegen aufgrund der kleineren Fläche aber wesentlich dichter beieinander.

Die erotische Schatzkiste: das Becken

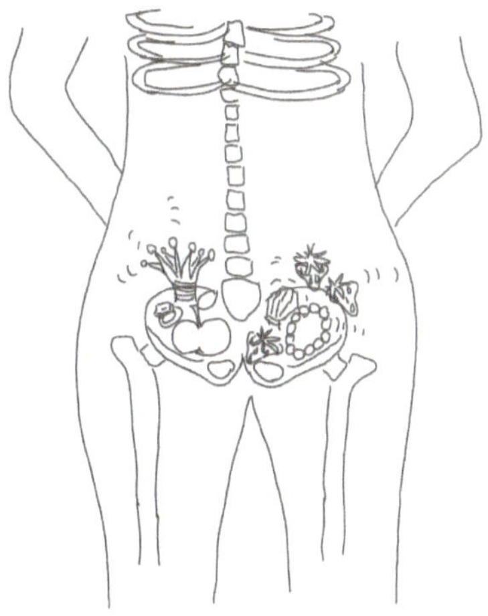

Die weiblichen Hotspots liegen im Gegensatz zu den männlichen überwiegend *innerhalb* der erotischen Schatzkiste des Beckens. Auf die Bedeutung des Beckens für die sexuelle Funktion und das erotische Erleben haben insbesondere Praktikerinnen und Forschende hingewiesen, die den sexologischen Ansatz des *Sexocorporel* des Kanadiers Jean-Yves Desjardins vertreten.

Das Becken können Sie sich etwa so vorstellen: Es handelt sich um eine Art knöcherne Schale, die wie ein Früchteteller mit allerlei Köstlichkeiten gefüllt ist. Die Schale ist hinten über das Kreuzbein mit der Lendenwirbelsäule verbunden und vorne über die Hüftgelenke mit den Beinen.

Damit die Schätze nicht nach unten herausfallen oder unkoordiniert durcheinanderpurzeln, sind die Organe umgeben von Sehnen und Muskulatur. Nach unten hat das Becken ein dichtes Geflecht an Muskeln, das wie eine stabile Hängematte das Herausfallen der

Organe verhindert. Diese stabile Muskulatur im unteren Bereich heißt *Beckenboden*. Viele von Ihnen werden schon von dessen Bedeutung für die Sexualität gehört haben. Die Beckenbodenmuskulatur ist für unser Projekt »Sexrettung« nicht deshalb so wichtig, weil sie das Herausfallen der Organe oder auch eine Inkontinenz verhindert, sondern weil wir aktiv mit ihr spielen können!

Der Beckenboden ist also ein dichtes Geflecht an Muskeln, welches unsere Sexualorgane umschließt und das wir bewusst ansteuern und trainieren können. Nach fortgeschrittenem Training können wir unsere inneren Genitalien praktisch selbst massieren. Das macht das erotische Empfinden intensiver – unabhängiger vom Partner – und damit wesentlich weniger störanfällig. Das gilt für alle Geschlechter. Wie wir im Folgenden sehen werden, liegt ein Großteil des weiblichen Sensoriums im Inneren des Beckens. Und selbst beim Mann mit seinem prominent hervorstehenden Genital liegt ein nicht unerheblicher Teil des Penis sowie die Prostata im Beckeninneren. Das wird für Männer spätestens dann relevant, wenn ihre Erektionen nicht mehr selbstverständlich sind, sondern sie ihr sexuelles Erleben und Funktionieren auf eigene Beine stellen wollen. Doch nun zuerst zum weiblichen Genital.

Die weiblichen Hot-Spots

Liebe Frauen! Wie gut kennen Sie Ihr eigenes Genital? Könnten Sie es spontan zeichnen? Haben Sie sich dort schon mal genauer betrachtet, z. B. mit einem Spiegel? Mögen Sie Ihr Genital? Berühren Sie es gern?

Für viele Frauen sind die eigene Vulva und Vagina ein unangenehmer Ort, der blutet, Probleme macht und schlecht riecht. Nach dem Motto: Er kann es ja toll finden, aber lass mich damit in Ruhe. Es ist aus den Augen, aus dem Sinn und, ja, okay, beim Orgasmus fühlt sich da irgendwas gut an. Was genau, ist egal. Das reicht.

AUS DEM WIRKLICHEN LEBEN: EMMA

EMMA wuchs auf in einer Familie, in der Emotionen und Körper kein Thema waren. Die Eltern waren fleißig und hatten einen funktionalen Umgang miteinander. Irgendwann entdeckte Emma, dass sie sich in Bauchlage mit beiden Fäusten unter der Vulva gute Gefühle machen konnte. Das machte sie jetzt öfter.

Ihren Körper konnte Emma nicht leiden. Als er begann, weibliche Formen anzunehmen, und ihre Freundinnen sich für Jungs interessierten, wandte sie sich ab und zog sich zurück. Sie konzentrierte sich auf die Schule und kämpfte mit dem Essen, welches zwar Spaß machte, aber die runden Formen noch verstärkte. Mit etwa 16 Jahren entdeckte sie, dass sie sich mit dem Duschstrahl noch bessere Gefühle verschaffen konnte. Von da an masturbierte sie regelmäßig in der Dusche. Sie war sich der sexuellen Handlung nicht wirklich bewusst, und doch schämte sie sich ein bisschen dafür.

Als Emma 20 Jahre alt war, hatte sie noch keinerlei sexuelle Erfahrungen mit anderen. In einem Freundinnenurlaub lernte sie Sascha kennen. Er arbeitete als Animateur und umgarnte sie. An einem Tanzabend zog er sie in eine ruhige Ecke und küsste sie. Das Gefühl war unglaublich. Doch Sascha war versiert. Er drückte beim Küssen sein Bein gegen ihre Vulva und verstärkte das unglaubliche Kribbeln noch.

Emma wusste nicht mehr, wie ihr geschah. Sie trafen sich jetzt öfter am Abend, und es kam ihr vor, als werde sie fast süchtig nach diesem Gefühl. Eines Abends ging Sascha einen Schritt weiter. Seine Hand glitt unter Emmas Kleid und erkundete ihre Vulva. Seine Finger forschten, rieben und glitten auch immer wieder in die inzwischen nasse Vagina. Mit sicheren Griffen stimulierte er sie so, dass sie beim Küssen kam und fassungslos in seine Arme sank. Emma hatte in diesen 20 Jahren ihres Lebens ihre eigene Vulva geschweige denn Vagina noch nie wirklich selbst angefasst. Saschas Hände waren die ersten, die begannen, ihr Genital zu erwecken.

Die Annahme, dass Männer Jungfrauen vernaschen und mehr über Sex und den weiblichen Körper wissen als die Frau selbst, wird in vielen Kulturen romantisiert und idealisiert. Diese Hierarchie kann bestehende patriarchale Machtverhältnisse stabilisieren und in Abhängigkeiten führen. Viele Männer und Frauen wollen dieses Machtgefälle heute nicht mehr. Doch wir sind in unserer jeweiligen Gesellschaft und Kultur sozialisiert und haben deren Werte verinnerlicht. So kommt es, dass auch viele moderne, aufgeklärte Männer und Frauen damit konfrontiert sind, dass ihre Partnerinnen dem eigenen Körper gegenüber unkundig und ablehnend sind. Haben Sie beispielsweise eine Idee davon, wie es sich für den anderen anfühlen kann, Ihnen Komplimente zu Ihrem Genital zu machen und daraufhin dann zu hören: »Nein, stimmt doch gar nicht. Die ist nicht schön, sondern eklig ...«? Irgendwann beginnt der beste Mann und die stabilste Partnerin an sich zu zweifeln: »Hab ich einen Knick in der Optik? Ist es vielleicht wirklich nicht schön? Bin ich zu anspruchslos?« Ich kann also allen nur empfehlen, sich einmal etwas genauer mit ihrem Genital auseinanderzusetzen und es besser kennen und mögen zu lernen.

Doch wie wollen Sie Ihr Genital mögen, wenn Sie es gar nicht kennen? Wie wollen Sie Mitverantwortung für das Gelingen einer erfüllten Sexualität übernehmen, wenn Sie selbst nicht so genau wissen, was wann wo und wieso passiert? Für eine entspannte und im ganzen Wesen stimmige Sexualität braucht es eine gewisse Kenntnis und mindestens akzeptierende Beziehung zur eigenen Vulva und Vagina. Noch besser wäre Sympathie. Ich möchte Sie also einladen, Ihr weibliches Genital etwas weiter heranzuzoomen, denn auch hier gibt es bis heute sagenumwobene Missverständnisse.

Die Vulva

Viele Menschen bezeichnen das weibliche Genital als Vagina. Die Vagina ist jedoch nur der innere Teil. Der äußere heißt Vulva.

Die Vulva kann völlig unterschiedliche Farben und Formen haben. Wenn wir keine Gynäkologinnen sind, bekommen wir die Vielfalt leider nicht zu sehen. Aber jede ist anders, jede ist normal und jede ist schön. Es gibt inzwischen Untersuchungen dazu, dass Frauen, die einige Minuten lang völlig unterschiedliche, normale Vulven beispielsweise in einer Internetgalerie[3] anschauen, danach ein entspannteres Verhältnis zu sich selbst und mehr sexuelle Selbstsicherheit haben.

Ganz außen liegen die großen, behaarten, manchmal fülligen äußeren Lippen, auch Schamlippen, Venus- oder Vulvalippen genannt. Diese umringen die inneren Lippen, welche lang, kurz,

3 Eine Auswahl ist beispielsweise auf der Website www.gynodiversity.com [20.12.2024] zu sehen.

symmetrisch, asymmetrisch, schrumpelig, glatt und so weiter sein können. Ganz oben ist die Klitoriseichel, die auch als Klitorisperle bezeichnet wird. Auch die Perle hat eine Vorhaut, das Homologon zur männlichen Vorhaut um die Eichel. Zwischen Klitorisperle und Eingang der Vagina befindet sich die Harnröhrenöffnung. Viele Menschen denken, Frauen würden aus der Vagina pinkeln. Aber nein, der Urin kommt aus einer separaten Öffnung! Um den Eingang herum gibt es noch diverse Drüsen, die Feuchtigkeit ausscheiden und den Geschlechtsverkehr dadurch angenehm machen können.

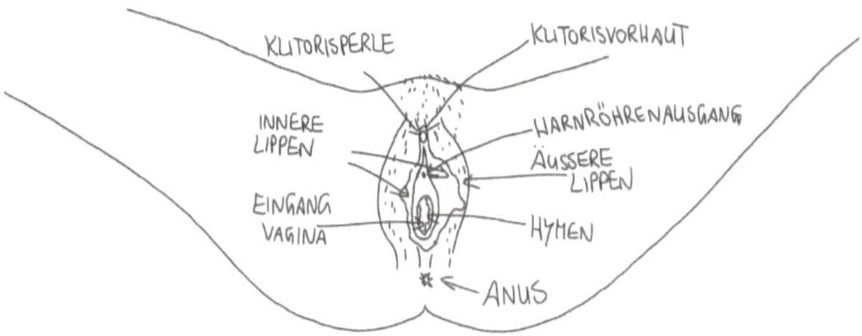

Das Jungfernhäutchen

Unter der Harnröhrenöffnung befindet sich der Eingang zur Vagina, der umrankt ist von dem sagenumwobenen Jungfernhäutchen (Hymen). Es ist Ausgangspunkt vieler Mythen bis hin zu handfesten Streits oder Fehden ganzer Familien. Die gehen davon aus, das Jungfernhäutchen sei eine Art geschlossene Folie, vergleichbar dem Goldpapier auf dem Nutellaglas, die über die Vagina gespannt ist und beim ersten Geschlechtsverkehr vom Angetrauten blutig durchbrochen werden muss. Doch nein, auch diese Vorstellung ist falsch!

Das Hymen ist eine sehr dünne Membran, die den Eingang der Vagina *umgibt*, nicht abdichtet. Es kann tatsächlich aussehen wie eine Art löchriger Haut, die allerdings offen genug ist, um beispielsweise einen Tampon einzuführen. Es kann aber auch aussehen wie ein zotteliger Hautkranz, der keinerlei Hindernis darstellt. Bei manchen Frauen kann das Hymen tatsächlich Schmerzen beim Geschlechtsverkehr verursachen. Das ist allerdings die große Ausnahme. Hauptursache für Schmerzen beim Geschlechtsverkehr ist meist ein sehr hoher Muskeltonus und/oder mangelnde Lubrikation, also Feuchtigkeit. Das Hymen kann sich – falls von Geburt an eng – beim Geschlechtsverkehr dehnen und bald kein Thema mehr sein. Es kann auch reißen und beim ersten Geschlechtsverkehr bluten. Oder es war nie ein Problem, weil es den Eingang nie eng verschlossen hat oder weil die betreffende Frau gar kein Hymen hat.

Die Vagina

Hinter dem Jungfernhäutchen beginnt die Vagina mit ihrer zunächst trockenen, dann feuchten Schleimhaut, die von Muskeln und Bindegewebe umgeben ist und über den Gebärmutterhals in die Gebärmutter mündet. Am vorderen, oberen Rand der Vagina befindet sich der ominöse und ebenfalls sagenumwobene G-Punkt bzw. die G-Zone. Ihre Existenz konnte trotz vielfacher Anstrengungen jedoch bis heute noch nicht nachgewiesen werden. Eventuell handelt es sich um eine Stelle mit leicht erhöhter Nervendichte in der Nähe der Harnröhre und der weiblichen »Prostata«, die bei Erregung anschwillt und dadurch sensibel ist. Unterhalb des vaginalen Eingangs befindet sich der Anus, der mit seiner sensiblen Oberfläche und spezialisierten Nervenendigungen, den *Genitalkörperchen*, die auch in Brustwarzen und Lippen vorkommen, ebenfalls als erogene Zone gelten kann. Allerdings ist der Anus mit einem ultrafesten Schließmuskel ausgestattet, der bei unangemessener Behandlung auch leicht zum Problem wird.

Viele Menschen wissen, dass die Vagina selbst ein recht gefühlloser Schlauch mit wenigen Oberflächenrezeptoren ist und vaginaler Geschlechtsverkehr dadurch zunächst erotisch wenig sinnvoll erscheint. Frauen, denen in Experimenten Gegenstände wie z. B. 100 g in Watte verpackte Schrotkugeln eingeführt wurden, hatten diese nicht bemerkt. Ebenso wenig sind dort Tampons oder leichte Infektionen wahrnehmbar. Das heißt, Berührungen – und insbesondere die verbreitete, schnelle Rein-raus-Bewegung – sind in der inneren Vagina kaum spürbar.

Spürbar und erregbar ist dagegen der hochsensible Vorhof, also die Region des vaginalen Eingangs. Das liegt an dem hinter Vulva und vaginalem Vorhof gelegenen Schwellkörper, dem *Bulbo-*

Klitoralorgan, wie die Klitoris mit offiziellem Namen heißt. Und es liegt an der hohen Konzentration spezialisierter Nervenendigungen wie etwa der *Genitalkörperchen,* die auf feinste Berührungen und gleitenden Druck reagieren, sexuelle Erregung erzeugen und den Orgasmus auslösen können. Ebenfalls wichtig sind die *Vater-Pacini-Körperchen*, die Vibration wahrnehmen, sowie andere *freie Nervenendigungen*, die beispielsweise sehr wärmeempfindlich sind.

Der vaginale Innenraum ist aufgrund seiner geringen Ausstattung mit Nervenendigungen also nicht direkt für sexuelle Erregung vorgesehen. Beckenbodenbewegungen oder der Penis können allerdings im Zusammenspiel mit der Klitoris, der zunehmenden Durchblutung und dem dadurch entstehenden Druck sowie Wärme zur Erregungssteigerung beitragen und in Kombination mit positiven Gefühlen und anregenden Gedanken die Vagina »erotisieren«.

Das klitorale Organ

In der erotischen Schatzkiste liegt also ein potenter Schwellkörper, von dem nur der Klitoriskopf (oder die »Perle«) nach außen sichtbar ist. Viele Menschen wissen um die Klitoris, kennen aber nicht ihre wirkliche Größe, und selbst von Medizinern ist gelegentlich zu hören, weshalb neuerdings solch ein Aufhebens »um diesen kleinen Knopf« gemacht werde. Obwohl es bereits vor 350 Jahren anatomisch korrekte Zeichnungen des weitläufigen klitoralen Organs sowie der weiblichen Prostata gab, wurde das Wissen um die weibliche Lust wieder aus medizinischen Fachbüchern getilgt. Der Basler Biologe Daniel Haag-Wackernagel holte das alte Wissen aus der Versenkung, erforschte den aktuellen Wissensstand und erstellte zur praktischen Aufklärungsarbeit anschauliche 3D-Modelle.

Das gesamte klitorale Organ ist etwa elf Zentimeter lang, liegt hinter der Vulva, reicht mit seinen Ausläufern um die vordere Vagina herum und ist umgeben von Muskeln bis tief hinein ins Becken. Homolog zum Penis besteht es aus drei Gefäßgeflechten mit Schenkeln und Schwellkörpern und kann im erregten Zustand auf etwa das Dreifache anschwellen.

Während die Klitorisperle nach außen zeigt, schwingen sich ihre Schenkel Richtung Vulvalippen und umschließen Harnröhre und

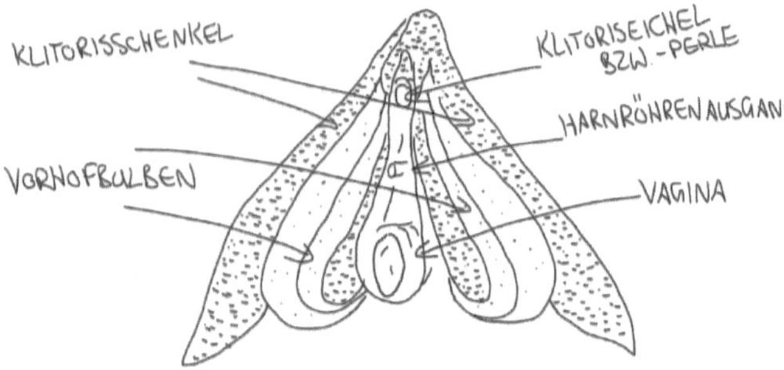

Vagina. Die Vorhofbulben bilden eine Art Blutpumpe, die an der Erektion der Klitoris beteiligt ist. Auch hier spielen wieder die spezialisierten Nervenzellen (Genitalkörperchen u. a.) eine wichtige Rolle. Sie befinden sich in hoher Konzentration vor allem in der Klitoriseichel, dem Klitoriskörper, in Schenkeln und Vorhof der Vagina. Feinste Berührungen in dieser Region, Druck, Wärme oder Vibration können die Durchblutung anstoßen, eine Erektion und intensive Wahrnehmungen auslösen. Sie werden über das Rückenmark in verschiedene Hirnzentren geleitet und aktivieren dort Gefühle von Wohlbefinden und Lust.

Die Klitoriseichel verfügt jedoch nicht nur über Druck- und Wärme-, sondern auch über Schmerzrezeptoren. Sie ist also im Positiven wie Negativen empfindlich und kann statt Erregung auch Schmerz auslösen. Viele Frauen mögen die direkte Stimulation der Klitoris nur im deutlich erregten Zustand. In einer Umfrage bevorzugten zwei Drittel der befragten Frauen eine indirekte Stimulation. Und nach dem Orgasmus sind praktisch nur noch Schmerzrezeptoren aktiv.

Das sexuelle Spiel entfaltet sich also nicht (nur) an der Klitoriseichel, sondern tief im Becken um ein komplexes Organ herum. Wenn frau ausreichend erregt ist, findet der Penis eine erigierte Klitoris, angeschwollene Vulva und feuchte Vagina vor. Das klitorale Organ ist dabei vollgepumpt mit Blut, die inneren und äußeren Lippen sind ebenfalls prall angeschwollen. Beim Eindringen des Penis wird das Blut in den Schwellkörpern zusammengedrückt und die Klitoris von unten gegen das Schambein komprimiert. Durch Druck, Wärme und Bewegungen des Penis schwillt die Klitoris noch mehr an, was den vaginalen Eingang noch enger macht und seinerseits den Penis freut, der ebenfalls noch mehr anschwillt, und so fort.

Die Brüste

An den Brüsten scheiden sich die Geister. Es gibt Männer und Frauen, für die spielen die Brüste erotisch keine Rolle. Und es gibt Frauen, für die sind ihre Brüste der erotischste Hotspot des Körpers, und sie können hauptsächlich durch die Stimulation der Brüste kommen.

Das hat eventuell biologische Hintergründe, wie etwa eine hohe Konzentration von Genitalkörperchen und anderer spezialisierter Nervenendigungen, vermutlich aber auch kognitiv-emotionale. Bei diesen Frauen wurden Brüste im Laufe ihrer sexuellen Biografie erotisiert. Es haben sich mentale Repräsentanzen gebildet, die eine direkte Verbindung zum Genital haben. Das heißt, allein die Vorstellung der Brüste – seien sie groß, klein, hochstehend, weichfallend, mit großen Brustwarzen oder kleinen – wurde symbolisiert als Erregungsquelle. Die Mentalisierung, also das konkrete gedankliche Vorstellen der sexuellen Aktivität, das sanfte oder kräftige Kneten der Brüste, das gezielte oder beiläufige Streicheln der Brustspitzen, die weich nach unten fallen oder sich hungrig der Hand oder dem Mund entgegenstrecken, kann direkte Resonanz in den genitalen Schwellkörpern im Becken auslösen. Sie können also Teil des komplexen Geschehens genitaler Erregung werden, lassen sich in das erotische Spiel des ganzen Körpers einbeziehen und spielen dort eine mehr oder weniger wichtige Rolle.

Viele Frauen aber blenden ihre Brüste aus, weil sie sie nicht schön genug finden – zu groß, zu klein, zu tief, zu falsch ... Wer viel in sozialen Netzwerken oder im Fernsehen unterwegs ist, bekommt leicht eine falsche Vorstellung von »normalen Brüsten«. Ein Modecoach im Fernsehen zeigte sich beispielsweise überrascht davon, dass die Brüste einer Teilnehmerin teuer gewesen sein sollen. Er fand, sie sähen »so natürlich« aus. Die massenhafte Wahrnehmung manipulierter Körper prägt unsere Vorstellung von normal.

AUS DEM WIRKLICHEN LEBEN: EMMA UND SEBASTIAN

Nach einigen emotionalen Berg- und Talfahrten traf **EMMA** Sebastian und ist inzwischen zehn Jahre mit ihm verheiratet. **SEBASTIAN** war anders als die anderen. Er interessierte sich für sie, bewunderte sie und stellte seine eigenen Bedürfnisse in den Hintergrund.

Mit Sebastian konnte Emma auch ihren Körper erforschen. Doch eigentlich war es Sebastian, der sie erforschte. Er untersuchte und erforschte ihre Vulva und freute sich über die entstandene Feuchtigkeit. Er leckte mit versierter Zunge an ihren Brustwarzen, sodass sie zu stöhnen begann. Durch ihn erfuhr sie von ihrer Klitoris, die im erregten Zustand anschwoll und ihr dieses neue, unglaubliche Gefühl verschaffte. Sie lernte, dass sie durch seine Hände oder, indem sie ihr Genital gegen seinen Oberschenkel drückte, zum Höhepunkt kam. Gelegentlich experimentierten beide auch mit vaginalem Geschlechtsverkehr, doch der fühlte sich für Emma wertlos an, ließ ihre Erregung wieder zusammenfallen und war meistens schnell beendet, weil Sebastian kam.

Das erotische Zusammensein fühlte sich in den ersten Jahren gut an, aber ihren Körper konnte Emma immer noch nicht leiden. Sie war immer ein bisschen füllig gewesen und benutzte für sich selbst nur Begriffe wie »fett« oder »eklig«. Wenn Sebastian sagte, wie sehr er ihre weichen Brüste mochte, konterte sie: »Was? Mein hässlicher Hängebusen?« Wenn er mit seinen Fingern ihre Vagina erforschte und mit liebevollen Worten beschrieb, sträubte sich etwas in ihr, und sie sagte: »Ich könnte mich da nie anfassen«, und wenn er sich über ihre Lubrikation freute, glaubte sie ihm nicht, sondern schämte sich für ihren Körper.

Das war schwer für Sebastian und machte ihn traurig. Wie konnte es sein, dass diese schöne Frau ihre eigene Schönheit nicht sehen konnte? Oder war er selbst zu unkritisch, zu verliebt? Sollte er diese Dinge gar nicht mehr zu ihr sagen, wo sie doch so heftig reagierte und es scheinbar nicht mochte? In den folgenden Jahren wurden seine liebevollen Beschreibungen und Rückmeldungen immer seltener.

Klitoraler oder vaginaler Orgasmus?

Kommen wir zur Frage, was nun dran ist am klitoralen oder vaginalen Orgasmus? Fakt ist: Eher wenige Frauen können beim reinen Geschlechtsverkehr zum Orgasmus kommen. Einige kommen souverän, wenn zusätzlich ihre Klitorisperle (von sich selbst bzw. Partner oder Partnerin) stimuliert wird. Andere kommen, wenn beim Geschlechtsverkehr aufgrund der Stellung oder Beckenbodenaktivitäten das klitorale Organ direkt oder indirekt mitstimuliert wird. Und manchen Frauen bleibt der Orgasmus beim Geschlechtsverkehr ganz verwehrt.

Wir haben gelernt: Die Vagina allein im nicht erregten, trockenen Zustand ist nicht erregungsfähig. Für sexuelle Befriedigung braucht es zwingend die Klitoris. Sie kann dabei indoor oder outdoor stimuliert werden, also explizit durch Stimulation der Perle oder indirekt durch Stimulation des gesamten Areals, das alle Schwellkörper aufblühen lässt. Bei gekonntem Zusammenspiel vieler Komponenten in der erotischen Schatzkiste des Beckens – also der Klitoris, der Beckenbodenmuskulatur, des Gebärmutterhalses plus der erotischen Verbindung der Brüste bis hin zum Gehirn – können Frauen sehr aufregende und befriedigende Momente erleben. Aber ohne klitorales Organ kein Orgasmus.

Das Epizentrum männlicher Eruptionen

Für all diejenigen, die auch beim Mann etwas genauer hinschauen möchten, geht es jetzt um das Epizentrum männlicher Eruptionen. Dieser Abschnitt fällt etwas kürzer aus als der vorherige. Das hat damit zu tun, dass das männliche Genital den meisten Männern bekannter ist. Auch Frauen kennen sich oft besser mit Penis und Hoden aus als mit ihrem eigenen Genital – allein deshalb, weil sie sichtbarer sind.

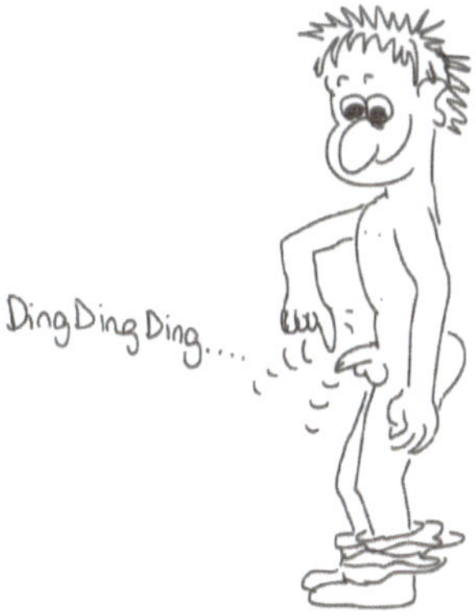

Aber beginnen wir mit einem wichtigen Aspekt genitaler Männlichkeit: Für viele Männer ist ihr Genital ein zwar liebgewonnenes, aber dennoch ein Funktionsorgan. Sie entwickeln von klein auf eine aktive Beziehung zu ihrem Penis, fassen ihn an, spielen mit ihm und lernen die damit verbundenen Freuden kennen.

Im Laufe der Jahre erkennen sie, dass mit Männlichkeit auch Erwartungen verknüpft sind. Das gilt auch für den Penis. Er macht ihnen gute Gefühle und macht sie stolz – insbesondere, wenn es läuft, sie selbst den Sex genießen oder es der Partnerin oder dem Partner so richtig »besorgen« können. Wenn es nicht so gut läuft, behandeln sie ihn wie ein kaputtgegangenes Werkzeug, das seinen Job nicht erledigt – nach dem Motto »Er funktioniert nicht« oder »Er macht nicht, was er soll«.

Männliche Identität

Für viele Männer hängt geradezu ihre männliche Identität vom Funktionieren ihres Penis ab. Der Sexologe Jean-Yves Desjardins stellte dazu einmal folgende Gleichung auf: *Männliche Identität = Arbeit + Erektionsfähigkeit.* Falls der Job wegfällt, wird die Sexualität umso wichtiger. Und falls es mit der Erektionsfähigkeit nicht klappt, lassen sich Männer nicht mit dem Hinweis trösten, dass es doch auch andere Formen schöner Sexualität gibt. Sie haben das Gefühl, in ihrer ur*männ*lichsten Aufgabe zu schwächeln: nämlich zu erigieren, zu penetrieren und zu ejakulieren. Wie groß das Leid der Betroffenen ist, können Frauen oft nur schwer verstehen.

Viele Männer beschäftigen sich also erst dann wirklich mit ihrer eigenen Sexualität, wenn sie nicht mehr »funktioniert«. In jungen Jahren bekommen Männer ihre sexuelle und erotische Funktionsfähigkeit quasi geschenkt: die erste Erektion, der erste Samenerguss ... alles passiert irgendwann von allein, manchmal unerwünschterweise, aber ohne zu suchen und bewusst handanzulegen wie bei der Frau. Wenn der hormonelle Push mal fehlt oder nachlässt, helfen sie sich manuell oder mit Pornos. Das reicht über eine lange Zeit meist vollkommen aus.

Doch irgendwann kommt der Tag, an dem *er* einfach nicht mehr richtig steht oder früher zusammenfällt als erwartet. Oder an dem trotz wirklichen Engagements der Orgasmus nicht mehr kommen will ... Dann erschrecken viele Männer, bekommen Angst und machen unter Umständen mehr desselben: noch mehr Druck oder Reibung mit der Hand und noch mehr oder heftigere Pornos – Maßnahmen, deren Wirkung bald an Grenzen stößt. Denn Angst und

Druck machen das unwillkürliche Geschehen einer Erektion nicht besser. Spätestens jetzt wird es für viele Männer interessant, sich genauer mit ihrer sexuellen Funktion und alternativen Möglichkeiten auseinanderzusetzen.

Ich möchte den Fokus der Betrachtung deshalb wie angekündigt auf die weniger sichtbaren Teile in der erotischen Schatzkiste legen, nämlich das Becken, den Beckenboden und die inneren Teile des Penis, denn in diesen weniger sichtbarer Teilen steckt das große, brachliegende Potenzial vieler Männer.

Der ganze Penis

Wenn ich Ihnen die Aufgabe geben würde, das männliche Genital zu zeichnen, wie würde es aussehen? Wäre da ein Penis, eine Eichel? Wären da Hoden? Wären da auch innere Teile?

Was viele Menschen nicht wissen: Der Penis ist neben anderen Organen wie etwa der Blase oder der Prostata tief im Becken verwurzelt. Wir erinnern uns an die Vorstellung unseres Beckens als einer knöchernen Schale, ähnlich eines Tellers mit Früchten. Beim aufrechten Menschen steht sie praktisch auf dem Tisch und ist hinten mit der Wirbelsäule verbunden und unten mit den Beinen. In ihrem Inneren ist sie statt mit Obst mit Organen gefüllt. Dazu gehört beispielsweise die Peniswurzel, die Harnblase und die Prostata.

Die Prostata ist eine etwa walnussförmige Drüse, die direkt unter der Blase sitzt, die Harnröhre umschließt und sowohl für das

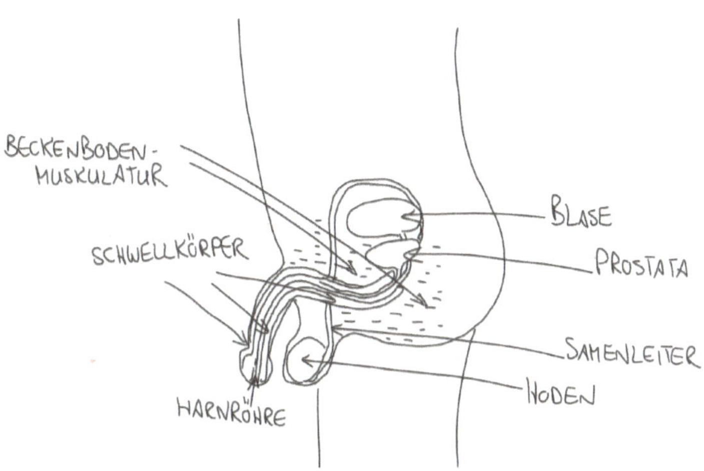

männliche Lustempfinden als auch für die Fruchtbarkeit eine wichtige Rolle spielt. Sie tritt oft erst ins Bewusstsein, wenn sich Beschwerden bemerkbar machen – etwa durch eine Vergrößerung, eine Entzündung oder einen Tumor. Im gesunden Zustand kommt aus der Prostata ein großer Teil des Ejakulats, der die Spermien beweglich macht. Sie ist also an jedem Höhepunkt beteiligt und gilt für manche Menschen als erogene »G-Zone des Mannes«, die über den Enddarm ertastet und auch stimuliert werden kann.

Auch bei Männern hat das Becken nach unten ein großes Loch, vergleichbar mit dem weiblichen Becken, aus dem Kinder schlüpfen können. Damit die Organe nicht herausfallen, haben sich auch bei Männern im Laufe der Evolution und des immer aufrechteren Ganges viele Muskeln, Bänder und Faszien gebildet. In diesem Beckenboden ist die Peniswurzel tief verankert und reicht noch mal praktisch über die Länge eines nichterigierten Penis nach innen.

Nach außen schließt sich der Penisschaft an, der in der Eichel endet. Die Eichel ist beim nichtbeschnittenen Mann von der Vorhaut umgeben und hat an der Unterseite eine empfindliche Hautfalte, das Frenulum oder Vorhautbändchen. An der Unterseite verläuft bis zum Hodensack die Penisnaht. Erigierte Penisse sind oft leicht in unterschiedlichste Richtungen gekrümmt, was eine natürliche Vielfalt darstellt und daran liegt, dass die drei Schwellkörper des Penis nicht exakt gleich sind. Das ist kein Problem, solange die gekrümmte Erektion nicht schmerzhaft ist und für sie oder ihn die Penetration erschwert.

Homolog zu den klitoralen Schwellkörpern besteht auch der Penis aus Schwellkörpern: zwei an den Seiten und einem unten. Dieser Harnröhrenschwellkörper mündet an der Penisspitze in den Eichelschwellkörper. Schwellkörper und Blutgefäße werden über das vegetative Nervensystem quasi autonom gesteuert. Die Erektion ist also nicht willentlich muskelgesteuert. So kommt es, dass viele Männer ihrem Penis einen Namen geben und das Gefühl haben, *er* führe ein Eigenleben und *er* funktioniere oder eben nicht.

Die erotische Schatzkiste: das Becken

Doch jetzt kommt die umfangreiche Beckenbodenmuskulatur ins Spiel! Sie besteht aus drei Schichten und umgibt Peniswurzel und innere Organe. Mit etwas Übung können alle drei Schichten bewusst und gezielt angesteuert werden. Diese Muskeln regeln und komprimieren den Blutfluss in den Venen. Sie sind im tiefen Inneren des Beckens vernetzt und können den Penis aufpumpen oder abschwellen lassen und sie schützen, massieren und stimulieren die hoch erogene Prostata.

Viele Männer haben praktisch kein Konzept von ihrem Becken. Es ist ein unbekannter Ort und damit weder spürbar noch willentlich ansteuerbar. Das ist völlig normal, wenn das Becken bis dahin in der Vorstellung des eigenen Körpers keine Rolle gespielt hat. Was denken Sie: Ist es wohl ein Unterschied, ob Sie z. B. beim Solosex nur die Eichel stimulieren? Oder eben den ganzen Penis streicheln und das Innenleben des Beckens mit wechselndem Muskeltonus zusätzlich massieren?

Viele Männer stimulieren gewohnheitsmäßig lediglich die Eichel oder allenfalls noch etwas den Penisschaft. Doch der Penis ist größer und hat mit seinen Kollegen im Becken – Blase, Beckenbodenmuskulatur und Prostata – ein wesentlich größeres Potenzial als die Eichel, die bisher oft allein für die Erregung zuständig war. Das gesamte Genital im Becken ist also im Gegensatz zu den äußeren Schwellkörpern aktiv ansteuerbar und gibt vielen Männern damit das willentlich regelbare »Werkzeug« an die Hand, nach dem sie lange gesucht haben.

Doch das kognitive Wissen um die aktiv steuerbaren, erregungsfähigen Organe im Becken allein reicht nicht, um sie auch für den eigenen Genuss einsetzen zu können. Wie beim weiblichen Genital muss der Einsatz der Muskulatur erschlossen, das heißt die Verbindung zwischen Gehirn und Genital verkabelt und trainiert werden. Wie das gehen kann, werde ich Ihnen im Laufe des Buches immer wieder erklären. Der erste Schritt dazu ist allerdings die Konzeptualisierung im Kopf und die Wahrnehmung im Körper. Ich möchte Sie also einladen, hier und jetzt schon mal Kontakt zu Ihrem Beckenboden aufzunehmen.

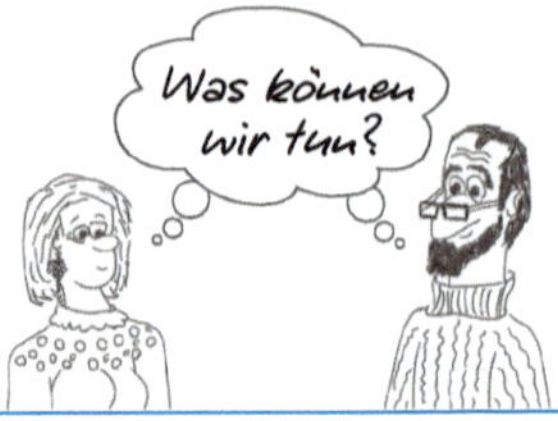

Das können Sie tun!

Experimente für Menschen mit Penis

- Peniswurzel ertasten: Wenn Ihr Penis steif ist, heben Sie mit einer Hand den Hodensack etwas zur Seite und tasten mit der anderen Hand die Unterseite des Penis ab. Wenn Sie einen dicken Wulst spüren können, haben Sie einen Teil Ihrer Peniswurzel, die nach innen geht, gefunden.
- Schwellkörpermuskeln erspüren: Lassen Sie im Stehen den schlaffen Penis »hüpfen«. Im Liegen können Sie z. B. versuchen, mit Ihrem Penis eine darüber liegende Decke etwas zu heben. Passiert auch etwas um Ihren Anus? Spüren Sie genau hin und spielen Sie mit den unterschiedlichen Muskeln – mal vorne, mal hinten.
- Und ganz wichtig für die Funktion: Erspüren Sie bewusst das Anspannen der Muskulatur *und das Loslassen*. Mit der Fähigkeit, bewusst anzuspannen und zu entspannen, können Sie später Einfluss auf Ihre sexuelle Funktion nehmen.

• • •

Experimente für Menschen mit Vulva und Vagina:

- Sie kennen Ihr Genital gut genug? Machen Sie den Test: Nehmen Sie ein Blatt Papier und zeichnen Sie Ihre Vulva mit allem, was dazugehört. Mutige machen danach ein Foto ihrer Vulva und vergleichen es mit der Darstellung auf dem Papier. Weniger Mutige vergleichen es mit der Skizze auf S. 29. Und sehr Mutige nehmen sich noch einen Spiegel und etwas Zeit und untersuchen Ihre Vulva und Vagina detailliert, neugierig und spielerisch.
- Wenn Sie sich für die sehr mutige Variante entschieden haben, gehen Sie noch weiter: Erkunden Sie Oberfläche und Beschaffenheit Ihres Genitals. Tasten, drücken, streicheln, zupfen Sie an allen möglichen Stellen und spüren Sie nach

der inneren Resonanz. Beobachten Sie die Veränderung der inneren und äußeren Lippen, der Klitoris und Ihres Gefühls dazu.

Alles Wissenswerte in Kürze

Viele Menschen haben das Gefühl, sie wissen schon alles über ihr Genital. In der Praxis zeigt sich dann, dass das Wissen eher schmal oder einseitig ist. Insbesondere viele Frauen haben kein Konzept von ihrem Genital, weil es außerhalb des Sichtfeldes liegt und unsere Kultur nicht dazu einlädt, es wirklich kennenzulernen. Das normale biologische männliche, weibliche oder Inter-Genital zeigt im wirklichen Leben weit mehr Variationen, als wir in unserer übersexualisierten Welt zu sehen bekommen. Das verfälscht unsere Vorstellung von »normal«.

Wenn wir Einfluss auf unser Erleben und Verhalten nehmen und unser erotisches Potenzial weiterentwickeln wollen, müssen wir zuerst ein Bild davon haben, wie wir gebaut sind, wie wir funktionieren, und uns aktiv damit beschäftigen.

Weibliche und männliche Genitalien wirken auf den ersten Blick nicht kompatibel, was – wie wir noch genauer sehen werden – aber eher eine kulturelle Komponente hat, denn unser Blick wurde durch vielschichtige Lernprozesse so geformt. Bei genauerer Betrachtung und entsprechender Beschäftigung kann das Zusammenspiel der Genitalien gut passen. Denn auch das weibliche Genital beinhaltet im Becken eine Vielfalt erotischer Potenziale, die sich aktivieren und zum Vergnügen beider sowie durch Hirn-Genital-Verbindungen erschließen lassen.

2 WIE WIR SEXUELL TICKEN

Eine lebenslang erfüllte und funktionierende Sexualität ist uns nicht in die Wiege gelegt. Es gibt auch keine »sexuellen Naturtalente«. Wer gut im Bett ist und sowohl sich selbst als auch dem oder der anderen gekonnt Vergnügen bereiten kann, hat das gelernt und vielfach geübt. Im Folgenden möchte ich skizzieren, wie dieses lebenslange Lernen aussehen kann und wie es dazu kommt, dass wir alle unsere ganz individuelle sexuelle Landkarte haben.

Prägungen

Jeder Mensch hat sein persönliches inneres Drehbuch aus Erfahrungen, Erlebnissen und Geschichten, die ihn zu dem sexuellen Menschen gemacht haben, der er oder sie jetzt ist. Einfluss hat zum Beispiel die Atmosphäre im Elternhaus und der Umgang dort mit Sexualität und Erotik. Einfluss haben auch die Gesellschaft, Medien, Religionen und die Kultur, in der wir leben. Individuelle Prägungen setzen sich aus vielen Elementen zusammen.

Ein Blick in unsere abendländische Kultur zeigt die patriarchale Struktur vieler Gesellschaften und eine monotheistische Religion, die Eva wegen ihrer Verführbarkeit verurteilt. Der für unser psychologisches Verständnis prägende Psychiater Sigmund Freud unterschied bei Frauen zwischen vaginaler (»reifer«) und klitoraler (»unreifer«) Sexualität. Obwohl viele denken, Sex sei das Natürlichste der Welt, wird selbst in wissenschaftlichen Papers die weibliche Sexualität oft als nicht für den Geschlechtsverkehr designt dargestellt.

Während viele kleine Jungs ein entspannteres Verhältnis zu ihrem Genital entwickeln, häufig – und manchmal auch zusammen – masturbieren, hat kaum eine Frau je ihre Vulva einer anderen Frau gezeigt. Mädchen haben eher das Bild, sie haben da »nichts« und ihre Sexualität sei »schmutzig« oder »kompliziert«.

Es gibt Kulturen, Religionen und auch Zeiten, in denen das anders war. So spielt in vielen alten Mythologien die Vulva eine besondere Rolle als heiliger oder heilender Ort. Es gibt Jahrtausende alte Lehren zur Sexualität als einer Kunst der sinnlichen Begegnung und Ekstase, beispielsweise in der altindischen Tradition des Tantra oder Kamasutra. Der Ablauf dieser Sexualität entspricht eher dem Funktionieren weiblicher Anatomie, denn sie zelebriert das Verweilen, die Achtsamkeit, Bewusstheit, auch Spiritualität – und damit die Kontextualisierung – des Geschehens.

All die über junge und spätere Jahre aufgenommenen kulturellen und religiösen Botschaften prägen unser persönliches Skript davon, wer wir sexuell sind, wer wir sein dürfen oder sein sollten. Einen ebenso starken Einfluss haben persönliche Erfahrungen und Beziehungen insbesondere im Elternhaus. Sie prägen unser Wertesystem, unsere Beziehungs- und Bindungsfähigkeit sowie den Blick auf die Geschlechter.

Die Antworten auf die folgenden Fragen führen nicht zu eindimensionalen Einschätzungen nach dem Motto: Wenn die Antwort hier ja oder nein lautet, sind Sie traumatisiert/dem Sex gegenüber positiv aufgeschlossen/verklemmt etc. Die eigene sexuelle Landkarte ist eher wie ein großes Mosaik, das sich aus den genannten Aspekten und vielem mehr in völlig unterschiedliche Bilder zusammensetzen kann.

Einfluss haben beispielsweise folgende Aspekte:

- War die Atmosphäre etwa kalt, abwertend und körperfeindlich?
- Oder war sie körperlich, beschützend und tröstend, aber ohne Hinweis darauf, dass die Eltern auch eine erotische Beziehung zueinander hatten?
- War es spürbar, dass die Eltern eine sinnliche Beziehung zueinander haben, aber deren Art blieb eher diffus und positiv geheimnisvoll?
- Machte es Lust, mehr darüber zu erfahren und gab es dann offene Ohren bei den Eltern für Fragen?
- Oder war die Atmosphäre geprägt von gelebter Sexualität?
- Bekamen die Kinder etwa Einblicke, die sie lieber nicht gehabt hätten?
- Haben die Geräusche, Beobachtungen oder Erlebnisse Angst gemacht oder ein Gefühl der Abneigung ausgelöst?

All diese Dinge prägen unseren Blick auf uns selbst und unsere spätere sexuelle Beziehung zu anderen.

Dazu kommt die Art und Weise, in der Sexualität ein Thema war oder auch nicht:

- Wurde beispielsweise respektvoll und wertschätzend mit Frauen, Körpern und Grenzen umgegangen?
- Oder wurden Frauen und weibliche Sexualität abgewertet, Blondinenwitze gemacht und feuchtfröhliche Lieder gesungen?
- Machte das eher Lust oder Ekel?
- Gab es implizite oder auch explizite Gebote und Verbote, sich mit dem eigenen Körper, der eigenen Lust zu beschäftigen?

Manche Menschen hörten z.B. religiöse Botschaften, dass einem bei der Masturbation die Hand oder beim Jungen der Penis abfallen würde oder dass dann die Strafe Gottes käme.

- War etwa unter der Hand zu erfahren, dass »mann« nur soundso viel »Schuss« hätte und, wenn die bei der Selbstbefriedigung draufgingen, es später keinen Sex mehr gäbe und die frühe Impotenz drohe?

- Oder gab es vielleicht die Botschaft, dass alle Männer Schweine sind und nur das eine wollen? Dass Sex einfach nur wehtut, lästig ist und als eheliche Pflicht eben sein müsse?
- Von welchen Geschichten, Medien und Bildern wurde Ihre Sexualität beeinflusst? Gab es in Ihrer Kindheit und Jugend Erzählungen über Sex und wie das so ist?
- Welches waren Ihre ersten Fotos und Bilder, die Sie dazu gesehen haben?
- Sind Ihnen irgendwo Pornohefte zwischen die Finger gekommen? Wie ist es Ihnen damit gegangen? Welches waren die ersten Pornos? Erinnern Sie sich an Filmsequenzen? Welche Bilder oder Szenen sind Ihnen besonders haften geblieben?
- Welche Erfahrungen haben Sie mit sich selbst gemacht? Wie waren Ihre ersten Experimente mit der eigenen Sexualität?
- Gab es (erotische) Doktorspiele?
- Waren die ersten Masturbationen ein heimliches Geschehen, von dem niemand erfahren durfte? Konnten Sie es als junger Mensch genießen, einordnen und verstehen? War es »erlaubt«?
- Wie waren die ersten sexuellen Begegnungen mit anderen? Waren sie geprägt von Experimentierfreude und tollen Gefühlen?
- Waren Sie neugierig, offen und experimentierfreudig?
- Oder gab es Scham oder Schmerz?
- Gab es Katastrophen wie die Angst, ungewollt schwanger geworden zu sein?

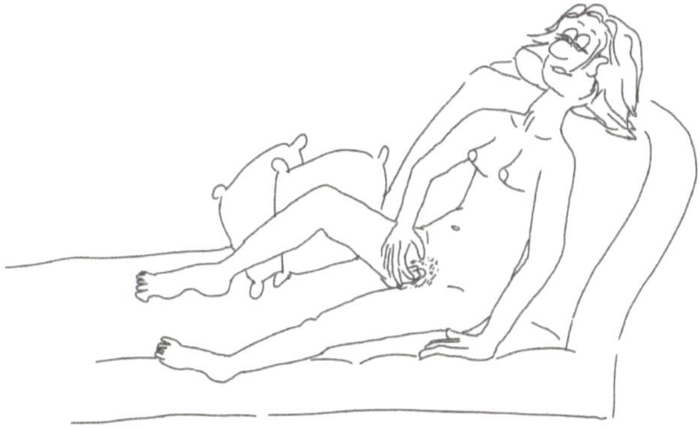

- Gab es Versagen? Peinlichkeiten? Wie hat es sich angefühlt?
- Wie war der erste gemeinsame Sex? War es eine schöne Erfahrung? Eine Erleuchtung? Eine gern erinnerte Initiation?
- Oder war es ernüchternd, schmerzhaft, überflüssig?
- Wie sieht es aus mit Erlebnissen von Grenzverletzung? Haben Sie in Ihrem Leben die Erfahrung gemacht, dass Sie Ihren Körper »zur Verfügung stellen müssen«?
- Haben Sie erlebt, dass Sie einfach nicht gefragt werden?
- Gab es Erlebnisse von Demütigung, Entwürdigung oder von Gewalt?
- Vielleicht gab es auch große Angst oder Todesangst in Verbindung mit Sexualität? Hat der andere sich einfach »genommen«, was er wollte?
- Haben Sie während solcher Übergriffe gelernt, sich aus ihrem geschundenen Körper wegzubeamen?

Vielleicht können Sie spüren, dass Ihre Antwort auf die eine oder andere Frage eher etwas öffnet oder etwas verschließt?

Besonders prägend sind natürlich die ersten Lebensjahre und ersten sexuellen Erfahrungen. Doch das Lernen geht weiter, und auch spätere Beziehungserfahrungen können starken Einfluss auf unser sexuelles Sein haben:

- Wurde Sex in den Partnerschaften eher so erlebt, dass er anfangs Spaß macht und dann verloren geht oder zum Problem wird?
- War Sex eine wichtige Säule zum Funktionieren der Partnerschaft?
- Oder war Sex häufig Konfliktthema und auf beiden Seiten von Angst, Frust und Verletzung geprägt?
- Hat sich Ihr Erleben von Sexualität in eine Erfüllung von Erwartungen und Pflichten verwandelt?
- Haben Sie vielleicht begonnen, ein sexuelles »Doppelleben« zu führen?
- Oder gab es den ritualisierten, langweiligen und herzlosen Gewohnheitssex zu zweit, und allein am PC frönten Sie sexuellen Extremen?

- Haben Sie gelernt, Ihre Erregung mit Spielzeug und immer schärferen Bildern zu pushen?
- Gibt es eine Außenbeziehung? Leben Sie dort vielleicht eine ganz andere Sexualität als zu Hause?

All diese Erfahrungen prägen unser persönliches sexuelles Skript. Es ist wie ein Drehbuch, das über den Lauf des Lebens angelegt wurde und immer weitergeschrieben wird. Es prägt unser Spüren, unser Denken, emotionales Erleben und unser Verhalten. Vermutlich können Sie sich nun vorstellen, dass Sexualität aufgrund völlig unterschiedlicher Lebens- und Erfahrungsgeschichten deshalb auch bei allen Menschen ziemlich anders aussieht.

Wenn wir Menschen fragen, wie sie Sex machen, kommt meist zuerst die Antwort: normal. Normal bedeutet in erster Linie: so, wie ich es gewohnt bin, wie ich geprägt bin, wie ich es kenne, es erfahren und gelernt habe. Doch weil jeder und jede ein einzigartiges und individuelles sexuelles Skript hat, unterscheidet sich das, was wir als normal empfinden von dem, was andere vor dem Hintergrund ihrer Geschichte als normal ansehen. Selbst wenn sich Verhaltensweisen ähneln, kann das innere Erleben dazu völlig unterschiedlich sein. Was für die einen »Wow, wie scharf« ist, kann für den anderen ein »Geht gar nicht« sein. Unsere Sexualität ist geprägt von völlig unterschiedlichen Erfahrungsgeschichten und damit völlig unterschiedlich in Körper und Geist verankert.

AUS DEM WIRKLICHEN LEBEN: SEBASTIAN

SEBASTIAN war der Erstgeborene von vier Kindern. Seine Eltern führten ein großes Autohaus und hatten wenig Zeit für die Kinder. Hausaufgaben wurden an den Beratungstischen im Autoschauraum gemacht, während der Vater in der Werkstatt und die Mutter am Telefon war. Häufig gab es Streit zwischen den Eltern, die keine liebevolle Beziehung hatten und Sebastian nicht wirklich als Mann und Frau auffielen. Die jüngeren Geschwister machten den Eltern viel Arbeit und Sorgen, und häufig hieß es an ihn gerichtet: »Nimm doch mal mehr Rücksicht! Du bist doch der Große. Siehst du nicht, dass er/sie das noch nicht kann!?«

Sebastian lernte früh, dass er sich selbst helfen musste, wenn er etwas auf dem Herzen hatte. Er war ein fleißiger Schüler und machte ein recht gutes Abitur. Den Mädchen gegenüber war er schüchtern. Beziehungen schienen ihm etwas Kompliziertes und Erotik irgendwie bedrohlich. Seinen Penis allerdings mochte er. Er war ihm ein wohltuendes Spielzeug, Trostspender und auch Einschlafhilfe geworden, und er masturbierte regelmäßig. Als Teenager schaute Sebastian mit Kumpels zusammen eher unfreiwillig einige Pornos. Die Bilder hatten ihn erregt, aber auch abgestoßen und innerlich irgendwie verfolgt.

Emma war Sebastians erste wirkliche Freundin. Sie faszinierte ihn, weil sie viel gereist war, Design studierte, so geistreich war und die Welt gesehen hatte. Er vergötterte sie und konnte nicht verstehen, dass sie selbst so abfällig über sich dachte. Im Zusammensein mit ihr vergaß er seine Sorgen und bekam wieder Lust auf's Leben. Es fiel ihm nicht auf, dass Emma sich nicht für seinen Körper interessierte und sich vor seinem Penis eher fürchtete. Er hatte gelernt, sich hintanzustellen und von der Perspektive zu leben. So befriedigte er sich weiterhin selbst und genoss das Zusammensein, auch wenn er dabei nicht zum Höhepunkt kam. Wenn er in sie eindringen durfte, ging es allerdings sehr schnell – schneller, als ihm lieb war. Darum schliefen sie selten miteinander, und das war für beide okay.

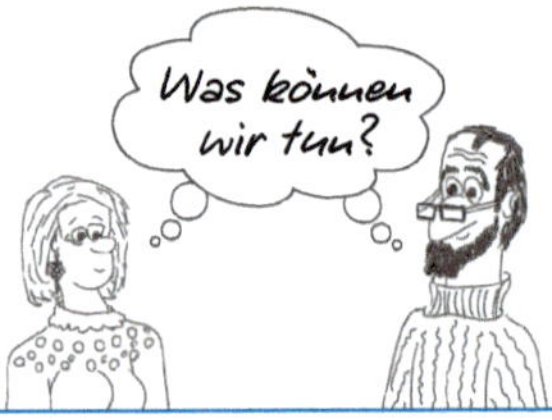

Das können Sie tun!

Nehmen Sie sich etwas zum Schreiben oder ziehen Sie sich einfach an einen ruhigen, ungestörten Ort zurück und gehen die obenstehenden Fragen noch mal persönlich durch. Wenn Sie in einer vertrauensvollen Beziehung leben und bei diesen sensiblen Themen konstruktiv miteinander kommunizieren können, gehen Sie die Fragen mit Ihrem Partner oder Ihrer Partnerin durch. Vielleicht ist es auch spannend, es mit einem guten Freund oder einer guten Freundin zu reflektieren. Nehmen Sie sich in jedem Fall Zeit dafür! Es geht nicht darum, irgendetwas aufzudecken, und schon gar nicht darum, jemanden anzuklagen. Lassen Sie einfach mit der Zeit ein Bild dazu entstehen, was Sie persönlich geprägt hat und was zu Ihrem persönlichen sexuellen Skript gehört. Welches waren Ihre persönlichen sexuellen Lernerfahrungen?

Es ist Ihr persönlicher sexueller Fingerabdruck. Damit haben Sie bisher mehr oder weniger gut gelebt. Falls Sie damit eher weniger gut gelebt haben, ist die gute Nachricht: Wenn Ihnen etwas daran nicht gefällt, können Sie das ändern. Sexualität ist zum größten Teil erlernt und damit auch wieder veränderbar. Anregungen dazu finden Sie überall im Buch.

Erregungsmodi

Der Begründer des sexocorporellen Ansatzes, Desjardins, entdeckte, dass Menschen spezifische Stimulationsgewohnheiten haben. Diese sogenannten Erregungsmodi wurden inzwischen auch wissenschaftlich untersucht und genauer beschrieben. Es zeigte sich, dass aus individuellen Lebens- und Lernerfahrungen früh im Leben spezifische Muster entstehen, mit denen wir unseren Körper erregen, die sexuelle Erregung gezielt steigern und schließlich zu einer Art Entladung im Orgasmus bringen können. Bei Frauen kommt es auch vor, dass sie zwar das Gefühl der Erregung kennen und auch steigern können, aber noch keinen Orgasmus kennengelernt haben. Manche Frauen kennen den Orgasmus zwar aus dem Solosex, also der Selbstbefriedigung, sind aber mit dem Partner noch nie zum Höhepunkt gekommen.

Das Entdecken der Erregungsfunktion passiert meist früh und spielerisch: Das kleine Mädchen, das z. B. entdeckt, dass es sich prickelnd anfühlt, auf der Sofalehne, dem Treppengeländer oder dem großen Kuscheltier zu reiten. Später nutzt es zur Erregungssteigerung vielleicht den Duschstrahl oder erfährt, dass es mit schnellen Fingern auf der Klitoris zur Entspannung kommen kann. Der kleine Junge erlebt, wie gut es sich anfühlt, wenn er seinen Penis berührt, massiert, drückt oder reibt. Er kann fasziniert zuschauen, wie dieser dann immer mehr wächst, stehen bleibt und die Spannung sich schließlich lustvoll entlädt.

Die spannenden, wohligen Körpererfahrungen sind begleitet von einer Flut unterschiedlichster körpereigener, glücklich machender Hormone und Botenstoffe. Diese Koppelung des Verhaltens mit einem belohnenden körperlichen und emotionalen Erleben führt zu einer besonders intensiven Lernerfahrung. Und diese wird wiederum durch häufige Wiederholung immer tiefer ins Gehirn eingeprägt. Die bereits in früher Kindheit konditionierten und immer weiter gefestigten Stimulationsmuster bezeichnen wir als Erregungsmodi. Sie sind also erlernt und können deshalb bei Bedarf auch wieder *verlernt* oder eben erweitert werden.

Die Spannungsmodi

Der Druckmodus

Der erste in der kindlichen Sexualentwicklung nachweisbare Modus ist der sogenannte *Druckmodus*. In einem intensiven Prozess aus Muskelspannung und Druck werden im Genitalbereich die Druck- und Tiefenrezeptoren der Unterhaut, Muskulatur und Schwellkörper aktiviert. Der Druck kann durch die pressende Hand, einen Gegenstand oder etwa in Bauchlage durch Einklemmen des Penis aufgebaut werden. Häufig braucht es für die Stimulation eine ganz bestimmte Körperhaltung wie z. B. die übereinandergeschlagenen Beine mit einem Muster sich kontinuierlich steigernden Muskeldrucks. Da dieser Erregungsmodus nicht unbedingt die eigenen Hände braucht, kann es sein, dass der oder die Betreffende sich der sexuellen Handlung gar nicht bewusst ist und sich beispielsweise einfach sagt: Das ist meine abendliche Entspannung, mein Einschlafritual ...

Der Druckmodus ist bei Frauen etwas häufiger zu finden als bei Männern und in der Solosexualität eher als in der Paarsexualität. Viele Menschen behalten den Druckmodus auch im Erwachsenenalter bei. Er hat beispielsweise den Vorteil, die Erregung schnell und sicher steigern zu können und schließlich zuverlässig damit zum

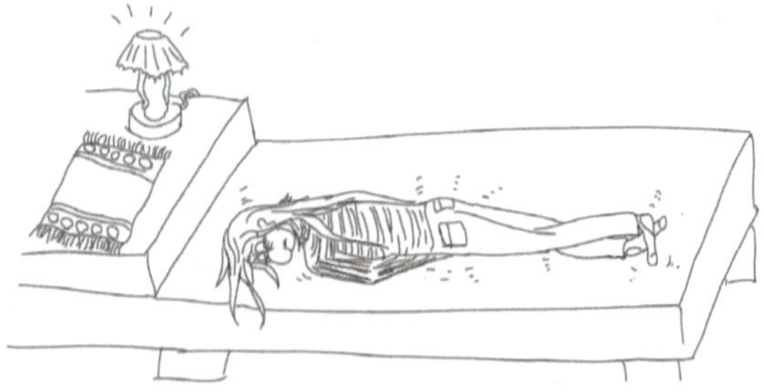

Höhepunkt zu kommen. Es ist sozusagen die Pocket-Variante für unterwegs.

Der Reibemodus

Eine weitere Variante der Spannungsmodi ist der *mechanische Modus bzw. Reibemodus*. Hier werden insbesondere die Oberflächenrezeptoren der Haut durch immer schnellere, mechanische Reibung stimuliert. Der Fokus liegt dabei meist an einer eng umschriebenen Stelle, z. B. der Klitorisperle bzw. der Eichel oder dem Frenulum. Eine zunehmend und durchgängig hohe Muskelspannung des gesamten Beckenbereichs stabilisiert die entstandene Erregung. So können sowohl Männer als auch Frauen sich mit der eigenen Hand oder beim Paarsex mit der Hand des anderen gezielt und relativ schnell zum Höhepunkt bringen.

Der Vorteil dieses Modus liegt also ebenfalls in seiner sicheren und schnellen Handhabbarkeit zur Erregungssteigerung und orgastischen Entladung. Beim Reibemodus kommt noch dazu, dass es durch die direkte Selbstberührung des eigenen Genitals auch eine bewusstere Beziehung zum eigenen Genital gibt.

Der vibrationsinduzierte Modus

Es gibt noch einen dritten Spannungsmodus, der häufig in Kombination mit einem der beiden anderen Spannungsmodi auftritt, den *vibrationsinduzierten Modus*. Er wird z. B. beim Einsatz von vibrierendem Sexspielzeug genutzt und stimuliert durch die Kombination aus Vibration und beispielsweise Druck sowohl die Oberflächen- als auch die Tiefenrezeptoren des Genitals.

Wie bereits erwähnt haben die Spannungsmodi ihre Stärke in der schnellen Erregungssteigerung und sicheren Entladung. Viele Menschen erleben mit diesen Modi eine zufriedenstellende Sexualität.

Spannungsmodi und Kontakt

Aus der Forschung mit Paaren, die über viele Jahre außerordentlich erfüllenden Sex gehabt haben, wissen wir, dass dafür Persönlichkeitseigenschaften und Beziehungsaspekte besonders wichtig waren. Genannt wurden beispielsweise Empathie und Aufmerksamkeit für sich und den anderen bis hin zu Verspieltheit, Großzügigkeit und Geduld.

Wie wir im neurobiologischen Teil noch sehen werden, sind ausgeprägte Spannungsmodi schwieriger mit diesen Eigenschaften zu verbinden. Das liegt an der hohen Muskelspannung und dem engen Wahrnehmungsfokus auf das Zentrum der Erregung. Die damit einhergehende starke Aktivierung des sympathischen Nervensystems kann sich wie Stress anfühlen und zu wertendem, urteilendem Denken verleiten. Damit wird insbesondere die Paarsexualität störanfälliger (s. Kap. »Kleiner Exkurs in die Neurobiologie«, ab S. 72).

Mit einem engen Spannungsmodus lässt sich das eigene, im Solosex eingeübte Muster nicht so leicht in der Paarsexualität umsetzen. Das kann Stress auslösen, das Lusterleben und die Kommunikation beeinträchtigen und schließlich sexuelle Störungen begünstigen. Männer kommen mit engen Spannungsmodi häufig ab der Lebensmitte an ihre Grenzen – in der Paarsexualität früher als in der Selbstbefriedigung. Die langsame Abnahme des Testosteronspiegels verbunden mit einer nachlassenden Wirkung der Oberflächenrezeptoren kann dabei zunehmend erektile Dysfunktionen oder in der Paarsexualität Anorgasmie auslösen – also einen ausbleibenden Höhepunkt. Auch Frauen geraten mit engen Spannungsmodi häufiger an ihre Grenzen, weil es ihnen zu schwer fällt, beim Geschlechtsverkehr zum Orgasmus zu kommen, oder sie irgendwann ihr sexuelles Begehren verlieren.

AUS DEM WIRKLICHEN LEBEN: CARL

CARL kommt abgekämpft nach Hause. Zuzanna hat gekocht, und er freut sich auf einen entspannten Abend. Einfach mal nichts tun, nichts sollen, nichts müssen. Die Paella schmeckt ihm gut, und er greift auch beherzt zum Wein. Doch beim Essen spürt Carl Zuzannas Blicke. Sie hat sich hübsch gemacht, schaut ihn an und fasst nach seiner Hand. In ihm zieht sich etwas zusammen, blockiert. Sie will ihn wahrscheinlich wieder verführen ... Sie weiß doch, dass er nach der Arbeit nicht mehr will. Gerade vor einer Woche hatten sie wieder einen Streit, und er hat es ihr erklärt. Gut, das letzte Mal ist einen Monat her, aber warum reicht das nicht? Seine Basketballkollegen jammern immer, dass ihre Frauen nicht wollen, warum will Zuzanna dauernd …? In seinem Kopf beginnt es zu kreisen, die Anspannung steigt, Carls Atmung wird flacher.

Tatsächlich: Nach dem Essen beginnt Zuzanna, ihn zu küssen. Eigentlich will er nicht, aber er will auch nicht dastehen wie das letzte Weichei. Also lässt er sich ein und freut sich, als sich etwas in seiner Hose regt. Zuzanna fährt mit der Hand in die Hose und massiert seinen Schwanz. Ja, da kann er sich auch nicht mehr wehren. Los jetzt, denkt Carl. Die Erektion muss ich nutzen, sonst gibt's wieder Ärger. Er steuert Zuzanna zum Bett und schiebt ihren Rock hoch. In Gedanken ist er aber nur bei seiner Erektion. »Schnell, mach endlich, sonst geht's wieder schief«, denkt er und ist am ganzen Körper angespannt. Sein Finger findet Zuzannas Vagina und möchte prüfen, ob sie schon feucht genug ist, damit er eindringen kann. Doch da dreht sie sich weg, hält seine Hand fest und sagt: »Du bist wieder voll unromantisch … Das ist doch viel zu schnell …«.

Jetzt spürt er seine Erektion zusammensacken. »Schnell noch einen erotischen Gedanken«, fährt es durch seinen Kopf. Hektisch sucht er nach geilen Bildern, die er kürzlich bei der Selbstbefriedigung genutzt hat – aber es ist vorbei. Er spürt, dass auch Zuzanna das Erschlaffen seines Penis bemerkt und enttäuscht ist. Etwas verschließt sich jetzt in ihm. Er dreht sich weg und wirft seiner Freundin noch ein verächtliches »Von mir aus muss es ja nicht sein, aber du kriegst ja nie genug« hin. Dann geht er aus dem Zimmer.

Die Bewegungsmodi

Sexuelle *Bewegungs*modi sind in unserem mitteleuropäischen Kulturraum meist nicht selbstverständlich angelegt. Das ist in anderen, bewegungs- und tanzfreudigen Kulturen wie den lateinamerikanischen oder afrikanischen anders. Wo in Europa die Botschaft noch lange lautete: »Halt dich grade, Kopf hoch, Bauch rein, Brust raus!«, lernen die Kinder in anderen Kulturen oft frühzeitig am Modell – also allein durch Beobachtung und Nachahmung –, ihr Becken zu bewegen. Das Becken ist unsere erotische Schatzkiste und spielt bei der wirklich lustvollen sexuellen Aktivität eine zentrale Rolle.

Wie ist das bei Ihnen? Wie bewegen Sie Ihr Becken beim Stehen oder Gehen oder beim Sex? Ist da eine Rotation im Becken oder bewegt sich das Becken eher mit dem gesamten Unterleib en bloc? Sozusagen: Bei ihm bewegt sich der Penis mit einer stoßenden Bewegung vor und zurück, und bei ihr ist der Unterleib starr wie ein Paket unter Spannung? Oder ist es wirklich das Becken, das eine Drehbewegung vollzieht? Stellen Sie sich das Becken als Fruchtschale vor: Wird Ihre Schale wie auf einem Tablett waagerecht nach vorn und hinten bewegt und nichts fällt heraus? Oder bleibt die Schale an der gleichen Stelle, aber kippt und dreht sich mit wechselnder Muskelspannung nach vorne oder hinten oder im Kreis und schüttet so über den Rand die Zwetschgen und Kirschen aus?

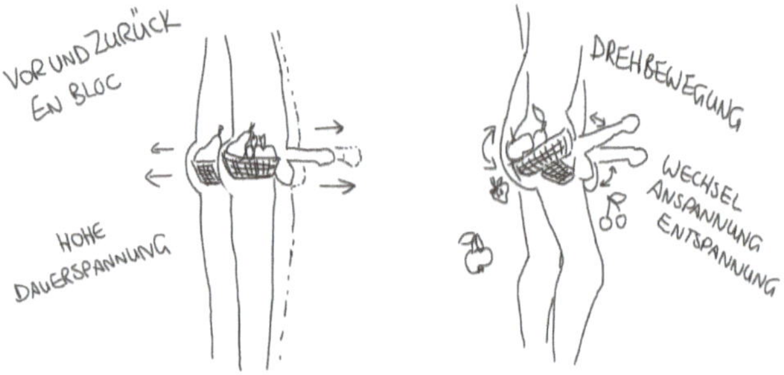

Der ondulierende Modus

Einer dieser ebenfalls erlernbaren Bewegungsmodi wird *ondulierender Modus* genannt. Hier bewegt sich das Becken ebenso wie der gesamte Körper in langen, flüssigen, kreisenden oder schaukelnden Bewegungen. Der Muskeltonus ist niedrig, die Atmung tief, das Denken ist entspannt und dadurch offen für den Kontakt. Aufgrund des niedrigen Tonus und des erweiterten Wahrnehmungsspektrums ist der oder die Ondulierende eher in der Lage, das sexuelle Tun genussvoll zu erleben und das Gegenüber wahrzunehmen.

Der Modus ermöglicht außerdem die sogenannte *Diffusion* der genitalen Erregung. Dabei kann sich das erregende Gefühl über die punktuelle Wahrnehmung der Eichel oder Klitoris hinaus zunächst im Becken und dann auch im ganzen Körper ausbreiten. Die Diffusion macht das Erleben intensiver, ganzheitlicher und stabiler gegenüber Störungen.

Hier kommen wir auch schon zur Grenze dieses Erregungsmodus: Er hilft zwar dabei, Sexualität lustvoll und genussvoll zu erleben und das Gefühl im ganzen Körper zu verteilen, aber er führt nicht allein zum Orgasmus. Um den Genuss in einem Höhepunkt abzuschließen,

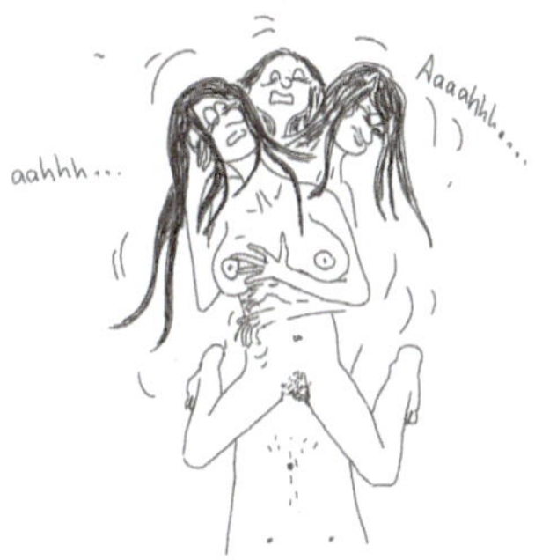

bräuchte es das Gegenteil der Diffusion, nämlich die sogenannte *Kanalisierung* der genitalen Erregung und damit wieder eine Brise Sympathikus, also einer gewissen Aktivierung des Stressnervensystems. Der ondulierende Modus kann damit sehr lustvoll erlebt werden, aber Orgasmusschwierigkeiten machen. Er lässt sich aber auch mit anderen Modi kombinieren und kann z. B. nach einer längeren Phase ondulierender Lust schließlich mit etwas Druck oder Reibung zur Entladung führen.

Der wellenförmige Modus

Eine andere Möglichkeit ist der *wellenförmige Modus*, der wie der *ondulierende* »die Welle« bereits im Namen trägt. Während die ondulierende Welle fluider und raumgreifender ist, hat der sogenannte wellenförmige Modus das Potenzial, in der Bewegung auch sehr kraftvoll und fokussiert zu werden.

Der *wellenförmige Modus* ist ein Erregungsmodus, der in einfacher Form bereits körperlich angelegt, uns Menschen aber wieder verloren gegangen ist. Säugetieren zeigen ihn noch beim Koitus oder auch beim Stuhlgang. Dass unser menschlicher Körper den wellenförmigen Modus noch kennt, erleben wir z. B. beim Husten, Schluchzen oder Schlapplachen: Es gibt einen kräftigen Impuls im unteren Bauchraum, das Becken – die Fruchtschale – kippt dabei kurz nach hinten, das Genital kommt nach vorn. Im oberen Brustraum kommt es wie beim Husten oder Lachen zeitgleich zu einem ruckartigen Absenken des Brustbeins, dem Öffnen des Kiefers, dem leichten Kippen des Kopfes nach hinten und damit einem emotionalen »Loslassen«. Voilà: Das ist die sogenannte »doppelte Schaukel«.

Für die Sexualität kann der wellenförmige Erregungsmodus über Beckenbewegungen wieder erlernt und vertieft werden. Er verbindet Spannung *und* Entspannung, Aktivität *und* Loslassen und damit sexuelle Erregungssteigerung *und* emotionale Lust miteinander. Das Becken und der ganze Körper sind in Bewegung. Die Atmung ist tief, die Wahrnehmung liegt sowohl bei einem selbst als auch beim Partner oder der Partnerin. Das Becken sorgt mit wechselnder An- und Entspannung für kraftvolle Erregungssteigerung, während der Kopf und Brustraum sich gleichzeitig löst und öffnet für die Flut der emotionalen und körperlichen Empfindungen. Das Becken wird immer kraftvoller und der obere Bereich gleichzeitig immer weicher. Es kommt sowohl zu einer Diffusion der genitalen Erregung als auch zur Kanalisierung und damit zur Orgasmusfähigkeit.

Der wellenförmige Modus ist demnach gut geeignet für lustvollen und emotional verbundenen, partnerschaftlichen Sex ebenso wie genussvolleren Solosex. Für den schnellen Quicky im Aufzug oder in der Bahn braucht es allerdings viel Übung oder das Zurückgreifen auf andere Modi.

Lust und Erregung

Vielleicht ist es Ihnen im Vorangegangenen aufgefallen: Lust und Erregung sind nicht dasselbe. Erregung ist die körperliche Reaktion bei sexueller Aktivität, die reflexartig ausgelöst und dann gesteigert werden kann.

Lust ist die individuelle Wahrnehmungskomponente des Geschehens. Sie drückt sich darin aus, wie angenehm jemand das Geschehen und die Erregung empfindet. In vielen Studien wurde beispielsweise nachgewiesen, dass Frauen relativ leicht auf allerlei sexuelles Material mit Erregung reagieren. In unterschiedlichen Studien registriert ein Messgerät in der Vagina während der Betrachtung der Bilder das Anschwellen und die Lubrikation (das Feuchtwerden) des Genitals, selbst wenn die Frauen das stimulierende pornografische Material subjektiv als abstoßend erleben. Forscherinnen und Forscher vermuten, die körperliche Reaktion selbst bei Lustlosigkeit könnte die Funktion haben, Frauen bei sexuellen Übergriffen vor schlimmeren Verletzungen zu schützen.

Doch Männer wie Frauen können recht leicht sagen, wie lustvoll sie eine Situation wirklich erleben. Und hier gibt es Tendenzen dazu, dass Männer und Frauen die Spannungsmodi zwar als sicher funktionierend, jedoch auch oft als weniger lustvoll und eher anstrengend empfinden. Bewegungsmodi dagegen haben eher das Potenzial, dass wir Kontakt und Spaß am Sex empfinden. Sie unterstützen ein Gefühl, genussvoll im eigenen Körper und in Verbindung mit der anderen Person zu sein.

Sexspielzeug

Bei einigen Leserinnen und Lesern wird vielleicht die Frage aufgetaucht sein: Wie ist es mit Sexspielzeug? Viele junge Frauen nutzen beispielsweise sogenannte Womanizer. Ist das gut oder schlecht? Was ist dabei zu beachten?

Leitgedanke bei allem ist der lernende Körper. Ein Womanizer beispielsweise saugt sich auf dem Klitoriskopf fest und stimuliert diesen durch Vibration. Wenn Sie in Ihrem Leben noch nie einen Orgasmus hatten, kann diese Erfahrung unendliche Erleichterung und Beglückung bringen, es doch auch endlich geschafft zu haben. Wenn es Ihr Ziel ist, den Geschlechtsverkehr mit Ihrem Partner natürlich genießen zu wollen und eventuell auch so zum Höhepunkt zu kommen, liegt es auf der Hand, dass Vagina und das gesamte Genital so nicht genügend lernende Sinneserfahrungen machen können.

Für die Stimulation mit einem Vibrator gilt das Gleiche: Nutzen Sie das Gerät zur schnellen Selbstbefriedigung und setzen Sie die Vibration zur schnellen Erregung des Klitoriskopfes ein, so kann das praktisch und entspannend sein. Wollen Sie das Sensorium Ihres ganzen Genitals nutzen und eine Diffusion der Erregung erleben, können Sie ebenfalls einen Vibrator nutzen. Dann ist es aber sinnvoller, das Gerät still zu halten, mit der Beckenbodenmuskulatur zu spielen und die Vagina immer wieder zum Vibrator hin und weg zu bewegen, statt das Gerät zur Vagina zu führen.

Wenn beispielsweise aufgrund eines sinkenden Testosteronspiegels erektile Störungen und Schwächen auftreten, kann eine Vakuumpumpe oder ein Penisring helfen. Das kann praktisch, hilfreich und wirkungsvoll sein. Wenn Sie lieber zuerst Ihre natürlichen Möglichkeiten ausschöpfen möchten, dann probieren Sie es zunächst mit dem Beckenbodentraining und dem Erlernen der Beckenschaukel. Alle Spielzeuge können hilfreichen Charakter haben und das erotische Spiel bereichern, aber das sexuelle Spektrum und biologische Sensorium auch einengen.

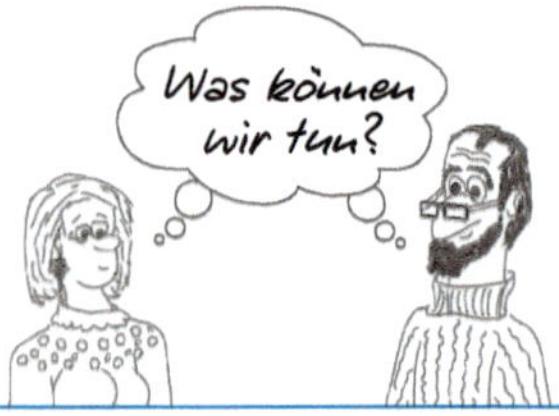

Das können Sie tun!

Analysieren Sie Ihren Erregungsmodus!

- Welchem Erregungsmodus würden Sie sich selbst zuordnen? Leben Sie eine Kombination? Relevant sind insbesondere die letzten ein, zwei Minuten vor dem Höhepunkt.
- Wie erregt und entlädt sich Ihr Partner oder Ihre Partnerin? Gibt es bei einem von Ihnen Probleme? Wünschen Sie sich Entwicklung und Erweiterung?

Mit den beschriebenen Aspekten können Sie selbst experimentieren. Auch die Beckenschaukel bzw. die doppelte Schaukel lässt sich heute in vielen sexualtherapeutischen Kursen sowie unzähligen Internet-Videos lernen. Eine Anleitung dazu finden Sie auch im Kapitel »Der bewegte Körper« (S. 152).

Aber bedenken Sie: Sexuelle Erregungsmodi sind über Jahre und Jahrzehnte konditioniert und damit tief in unser System eingeprägt. Ein Wechsel der Modi führt meist zuerst dazu, dass die gekonnt eingeschliffene Erregungsfunktion nicht mehr klappt – also erst einmal zu Enttäuschung! Das ist normal. Wenn Sie dennoch etwas verändern wollen, bleiben Sie dran. Spielen Sie z. B. mit mehr Bewegung und wenn Sie merken, dass es zwar Spaß macht, aber die Erregung oder Erektion nachlässt, legen Sie eine kleine Etappe der alten Stimulationsmuster ein. So können Sie Ihr Genital und Ihr Gehirn über einige Zeit umschreiben.

Erotisierungsprozesse

Erregung hat also eher etwas mit dem Körper zu tun und Lust eher etwas mit dem Kopf und dem Erleben. Lust empfinden wir, wenn wir etwas tun oder sehen, das wir erotisiert haben. Darum kommen wir jetzt zum Kopf.

Wenn Menschen in ihrer Sexualität an Grenzen stoßen, hat das oft damit zu tun, dass sie zur Erregung bestimmte Dinge oder Verhaltensweisen brauchen, die nicht (ausreichend) zur Verfügung stehen. Der eigene Körper oder der Körper des anderen macht sie nicht (mehr) an. Es braucht mehr Kerzenschein oder Latex, mehr Liebeserklärungen oder Dessous. Oft finden sie das ganz normal und gehen davon aus, dass alle so ticken: »Ist doch klar, dass ich keine Lust habe, wenn du nicht geduscht hast.« Oder: »Männer stehen halt auf Dessous.« Doch das Angewiesensein auf das »richtige« Verhalten des anderen, dessen Aussehen oder Handeln macht auch abhängig. Hier kann es hilfreich sein, die eigenen *Anziehungscodes* zu erweitern, sich selbst und den anderen wieder mehr zu erotisieren und damit selbst mehr Spielräume zu haben, Sex zu genießen. Doch wie geht das?

Etwas zu erotisieren bedeutet, sich etwas gedanklich vorzustellen und es mit erregenden Wahrnehmungen zu verbinden, es also durch das eigene Denken und Handeln mit erotischer Energie aufzuladen. Das kann sich auf den eigenen Körper, das eigene Genital und auf den anderen mit seinem Körper und seiner Sexualität beziehen. Wir können lernen, den Blick auf etwas zu verändern und mit einem bestimmten Erleben zu koppeln.

Den eigenen Körper erotisieren

Eine stabile Sexualität gründet darauf, dass wir zunächst unseren eigenen Körper erotisieren. Den eigenen Körper zu erotisieren bezieht sich im engeren Sinn auf das eigene Genital. Es bedeutet, die eigenen primären und sekundären Geschlechtsorgane als etwas Positives, Erregendes zu erleben, sich mit ihnen im eigenen Körper wohl und der eigenen Gendergruppe zugehörig zu fühlen. Es bedeutet aber auch, sich über das Genital hinaus als Frau oder als Mann oder als sexuelles Wesen im ganzen Körper mit den zugehörigen Attributen wohl und sexy zu fühlen.

Schönheitsideale

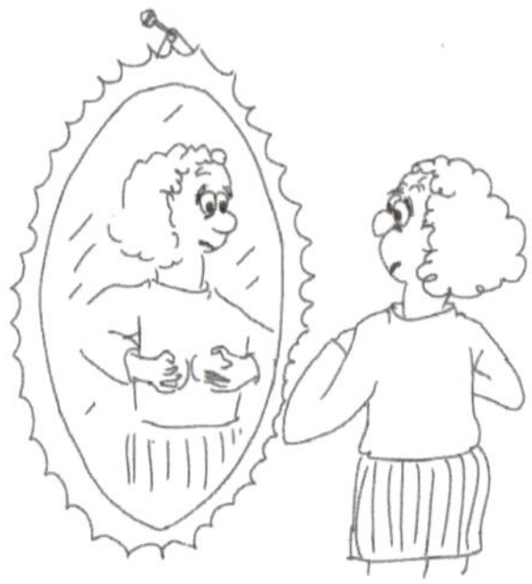

Doch hier beginnt oft bereits die Misere: Viele Mädchen erleben ihren immer weiblicher werdenden Körper nicht als schön und begehrenswert. Sie kämpfen mit einem immer unerbittlicher werdenden Schönheitsideal, das sie sich zunehmend durch operative Eingriffe und/oder hartes Training erarbeiten müssen. Es geht um ein Schönheitsideal, das in Castingshows schonungslos selektiert und – falls doch noch ein Härchen oder Pickelchen stört – final per Photoshop auf Linie gebracht wird. Allein das Wissen um diesen starken Einfluss der Medien hilft nicht, den Druck zu reduzieren – der Impact ist zu stark. Die Masse der Bilder von »perfekten Körpern« verzerrt unsere Wahrnehmung der Realität und unsere Selbstwahrnehmung. Das Ergebnis ist: Sehr viele Frauen finden sich nicht schön.

Der gleiche Trend zeigt sich bezüglich des Genitals. Es hat jahrhundertelang praktisch nicht existiert und wird in den letzten Jahren medial sichtbar. Aber welches Genital sehen wir da? Auch hier gibt es Selektion, Kosmetik und operative Eingriffe. Normale Vulven sind weiterhin unsichtbar. Je mehr die Pornografie sich ausbreitet, umso mehr werden auch weibliche Genitalien vereinheitlicht und verglichen. Gezeigt werden pralle Brüste und Lippen, schmale Taillen und glatte, rasierte und mädchenhafte Vulven. Viele Frauen leiden unter diesen Anforderungen – und versuchen doch immer wieder, ihnen gerecht zu werden.

Den Männern geht es leider nicht besser. Sie sollen zu Hause den verständnisvollen, unterstützenden Ehemann geben, im Job aber taff, fordernd, standhaft und im Bett beides gleichzeitig sein. Auch auf sie sind die Anforderungen der Schönheitsideale längst übergeschwappt: Waschbrettbauch, rasierte Brust und ein großer Penis sind Mindestanforderungen. Sexuell sollen sie – auch wenn die

Freundin etwas anderes sagt! – immer wollen und können, möglichst lang und möglichst oft. Wer das nicht will oder kann, bekommt ganz schnell – und wenn auch nur von sich selbst – das Label »Schlappschwanz« verliehen.

Erotisierung des eigenen Genitals

Zur erfüllenden und stimmigen Sexualität braucht es also auch die Erotisierung des eigenen Genitals. Das kann bei Männern so aussehen, dass sie ihre eigene Erektion und die Fähigkeit zu penetrieren als Teil der eigenen Potenz und Männlichkeit wahrnehmen. Sie freuen sich über sie, sind stolz darauf, und die Vorstellung ist für sie erregend. Sie haben die Vorstellung erotisiert, mit ihrem Penis in den Partner oder die Partnerin einzudringen, und können das genießen (Intrusivität).

Die Frau kann ihre Brüste erotisieren und ihren vaginalen Innenraum. Sie hat eine Vorstellung davon, wie es darin aussieht, wie er funktioniert und was ihr Lust bereitet. Sie hat die Vorstellung erotisiert, dass etwas in sie eindringt, sie es aktiv aufnimmt oder hereinholt, und erlebt den Gedanken und das Gefühl als erregend, ausgefüllt zu sein (Rezeptivität).

Das ist die prototypische Darstellung binärer körperlicher Grundausstattungen. Sie betrifft aber alle Geschlechter, denn um Sexualität genussvoll zu erleben, braucht es nicht zwingend einen Penis oder eine Vagina, sondern vor allem eine *aktive* Komponente und Bezogenheit zwischen den Menschen. So können Menschen mit Penis ebenfalls rezeptive und Menschen mit Vulva und Vagina intrusive Wünsche und Bedürfnisse haben, die ebenfalls erotisiert werden können. Hier wie da und insbesondere auch bei Menschen mit intersexuellem Genital geht es darum, das eigene Genital als erregbar und sexuell zu symbolisieren und mit ihm aktiv in Interaktion treten zu wollen.

Hirn und Genital vernetzen

Das eigene Genital zu erotisieren hat somit eine körperliche und eine emotional-kognitive Komponente. Sie erinnern sich daran, wie wichtig es ist, das eigene Genital zu erschließen? Die Hirn-Genital-Verbindung will aufgebaut werden durch wiederholte Berührungen, Lernerfahrungen und die Symbolisierung des Erlebten im kognitiven und emotionalen Gedächtnis. Ein Genital, zu dem es keinen Kontakt gibt, das seit Jahrzehnten praktisch schläft, ist noch weit davon entfernt, sein gesamtes Spürpotenzial auszuschöpfen. Es braucht die Berührung. Die Berührung klingelt sozusagen im Gehirn und aktiviert dort die Belohnungszentren. Durch Wiederholung und bewusste Ausführung entstehen dann immer dichtere Netzwerke, also immer breitere neuronale Datenautobahnen, die dem Menschen zurückmelden: »Wow, das fühlt sich klasse an! Mehr davon!«

Die Erotisierung des Geschlechtsverkehrs

Nun haben wir bereits gelernt, dass es sehr viele Frauen gibt, die bei der Penetration nichts spüren. Es sind genau genommen die allermeisten. Und das ist nicht unnormal, sondern normal! Denn der vaginale Innenraum ist zunächst nicht erotisiert und damit ziemlich wenig empfänglich für gute Empfindungen. Beim Mann ist das anders. Die Penetration ist gut geeignet, seine intensivsten erogenen Zonen zu erreichen und zu stimulieren. Was ihm Lust und Erregung verschafft, deckt sich also zunächst nicht mit dem, was ihr Lust und Erregung verschafft – weder in Timing noch in der Ausführung. Was also tun? Auf gemeinsamen Geschlechtsverkehr verzichten? Es gibt ja so viele andere erotische Spielarten? Es trotzdem tun, ohne dass beide gleichermaßen etwas davon haben? Viele Paare stoßen früher oder später auf dieses Dilemma.

Hier kommen wir zu einer Grundsatzentscheidung, die jeder Mensch – und insbesondere jede Frau – für sich fällen muss. Es ist keine Pflicht, und jede Frau kann für sich entscheiden, ob sie lernen möchte, befriedigenden Geschlechtsverkehr zu haben. Und es ist möglich! Doch es braucht Wissen und Übung bei der Frau bzw. idealerweise auf beiden Seiten. Es braucht also Aktivität und Berührung, Wiederholung und positive Mentalisierung. Doch wie kann das gehen?

Nehmen Sie noch mal das Beispiel des durchschnittlichen, kleinen Jungen. Sobald er greifen kann, wird auch der Penis berührt. Das fühlt sich gut an, also lernt er: »Das mache ich jetzt öfter.« Kommt er mit seinem Penis in Kontakt mit einem Gegenstand oder einem Spielzeug, so wird damit experimentiert: »Kann ich ihn da reinschieben? Kann ich dran rubbeln? Oder zupfen? Was macht das?« Er spielt mit seinem Penis und lernt wieder: »Das fühlt sich gut an.« Und das Gehirn lernt: »Hier gibt es einen Körperteil, den ich selbst anfassen und mir damit ein Wohlgefühl verschaffen kann.«

Die Berührung des Penis ist schließlich ein Prozess, der täglich vielfach ausgeführt wird: beim Pinkeln, beim An- und Ausziehen, beim Zurechtruckeln in der Hose oder einfach nur so aus Spaß. Irgendwann kommt der Tag, an dem der kleine Junge entdeckt: »Wow, das Ding kann stehen! Wenn ich dies oder das mache, wird es größer, und das fühlt sich noch toller an!« Auch das ruft nach Wiederholung. In der Pubertät wartet schließlich eine neue Entdeckung: »Ich kann ihn so groß und steif machen, dass er ejakuliert! Das fühlt sich super an!« Der Penis ist beim ersten Kontakt mit dem ersten Liebespartner oder -partnerin meist so gut vernetzt und neuronal verankert, dass auch und insbesondere gewollte Berührungen durch andere als lustvoll erlebt werden.

Und nun, liebe Leserin – falls Sie weiblich sind –, vergleichen Sie diesen Lernweg mal mit dem Lernprozess Ihres eigenen Genitals. Hat Ihre Vagina ähnlich viele Berührungs- und Übesituationen gehabt? Wann und wie haben Sie Ihre Vulva und Vagina entdeckt und erschlossen? Oder waren Sie es gar nicht selbst, und die ersten Berührungen kamen vom Gynäkologen oder dem ersten Freund? Vermutlich haben Sie Ihre Klitoris früher entdeckt, denn die macht aufgrund ihrer Empfindungsfähigkeit deutlicher auf sich aufmerksam. Aber die Vagina?

Wer also ein Begehren nach homo- oder heterosexuellem Geschlechtsverkehr aufbauen will, sollte beginnen, das eigene Genital besser kennenzulernen und die Penetration zu erotisieren. Das bedeutet, die Vulva mit ihrer komplexen Vernetzung der Klitoris steuern zu lernen. Und es bedeutet, die Vorstellung zu entwickeln, dass es sich bei der Vagina um eine erotische Spielhöhle handelt, in der es viele spannende Geheimnisse und Sensationen gibt. Und diese Höhle freut sich sehr über Besuch. Wenn Art und Zeitpunkt stimmen, darf dieser Besuch dann alles ausfüllen, es kann richtig eng miteinander werden, und dadurch wird es noch schöner.

Aber Achtung! Das geht nicht von jetzt auf nachher, denn was Jahre und Jahrzehnte lang gelernt – oder nicht gelernt – und eingeprägt ist, braucht ebenfalls seine Zeit, um sich zu verändern. Es gibt dazu einen Königinnenweg: Berühren Sie Ihre Vulva und Vagina, so oft Sie können. Lassen Sie sie berühren, verkabeln Sie sie, verknüpfen Sie die Berührung mit spannenden Fantasien. Erotisieren Sie sie. Der Tag wird kommen, an dem Sie staunen, was Ihr Genital alles kann.

AUS DEM WIRKLICHEN LEBEN: ZUZANNA

Geschlechtsverkehr war für **ZUZANNA** Frust. Während ihrer ersten Beziehung ließ sie sich darauf ein und tat alles, um dem beliebten Lover zu gefallen. Sie blies ihm einen, sooft er wollte. Sie mimte Interesse an seiner Art, mit ihr zu schlafen, und nicht selten war ihr Orgasmus nur vorgespielt.

Mit ihrer zweiten Beziehung wurde Sex interessanter: Sie war zusammen mit einer Frau. Beide waren noch unerfahren und sehr neugierig aufeinander. Sie streichelten sich viel, untersuchten sich, massierten sich. Mit ihr lernte Zuzanna den Cunnilingus kennen. Sie hatte tolle Orgasmen und meistens machten sie es sich gegenseitig mit der Hand oder dem Mund.

Seit Zuzanna mit Carl zusammen ist, entwickelte sie Interesse am Geschlechtsverkehr. Carl hatte da früher so viel Spaß daran. Er genoss es total, nahm sich viel Zeit, war zärtlich. Wenn er in sie eindrang, war er langsam und intensiv. Für ihn ließ sie sich wieder ein auf die Penetration und begann, sie ebenfalls zu genießen. Die Momente, wenn sie ihn zwischen den Beinen und seinen Penis in der Vagina hatte, waren so intim, so verbunden, sie liebte das Gefühl. Aber leider konnte sie so nicht kommen. Was war nur los mit ihr? Andere Frauen konnten doch auch kommen, und sie hatte es doch auch immer gekonnt? Aber es ging nicht, außer sie nahm ihre Hand dazu und stimulierte sich dabei selbst an der Klitoris.

In einem Frauenkurs zu weiblicher Sexualität hörte Zuzanna zum ersten Mal, dass das normal sei und sie bei Weitem nicht die einzige war. Sie wollte etwas ändern, begann zu üben und sich weiterzuentwickeln. Zu Hause nahm sie sich bewusst Zeit und erkundete ihr Genital. Sie experimentierte damit, sich unterschiedliche Dinge in die Vagina zu schieben, manchmal nahm sie einfach, was sie im Kühlschrank fand – eine Gurke, eine Zucchini ... Immer öfter las sie erotische Romane, und irgendwie begann sie, dabei die Vorstellung eines großen, harten Penis, der die Frauen beglückte, mit dem Gemüse zu verbinden. Sie begann auch, von Carls Penis zu träumen. Und wenn sie ihn mal mit der Hand stimulierte, spürte Sie, wie seine pralle Form sie zu erregen begann. Wenn er in sie eindran, dachte sie: »Wahnsinn! Du bist so groß, ich bin total ausgefüllt von dir!«, und es machte sie noch schärfer.

Carl und Zuzanna experimentierten auch mit den Stellungen. Sie entdeckte, wenn sie oben saß, konnte sie ihre Bewegungen und ihre Stimulation besser steuern. Die Vorstellung, von seinem Riesending aufgespießt zu sein, turnte sie total an. Und immer öfter geschah es, dass sie ganz ohne Hand oder direkte Stimulation zum Höhepunkt kam.

Männliche Intrusivität

Auch für Männer ist bezüglich des Geschlechtsverkehrs bei Weitem nicht alles selbstverständlich. Sie sind zwar anatomisch dafür gut ausgestattet und haben in der Regel einen aktiveren Lernprozess mit ihrem Genital durchlaufen, der war allerdings ebenfalls häufig nicht wirklich »erlaubt«. Moralische oder religiöse Drohgebärden haben die Kontaktaufnahme oft gestört oder unterbunden.

Weiter geht es mit dem Dilemma der neuen Rollenfindung als Mann. Er soll ein sensibler, verständnisvoller Partner und Vater der Kinder sein. Im Bett soll er zärtlich und einfühlsam sein und dann aber auch selbst erkennen, wenn es dran ist, die Partnerin so richtig zu nehmen. Er soll weiterhin das Geld verdienen, das Schiff auf Kurs halten und die Familie beschützen. Nebenbei darf er auch gern den stolzen Latin-Lover geben, der sich seiner Erotik bewusst ist und die Frauen verrückt macht. Er soll also hart und weich gleichzeitig sein, vor und zurück – was jetzt?

In diesem Dilemma entwickeln viele Männer so großen Respekt vor der starken Frau, dass sie gern einen Schritt zurücktreten. Sie bewundern die Partnerin, freuen sich an ihrer Lust und sind gerne zärtlich. Dabei scheint es ihnen paradox, die Vorstellung zu

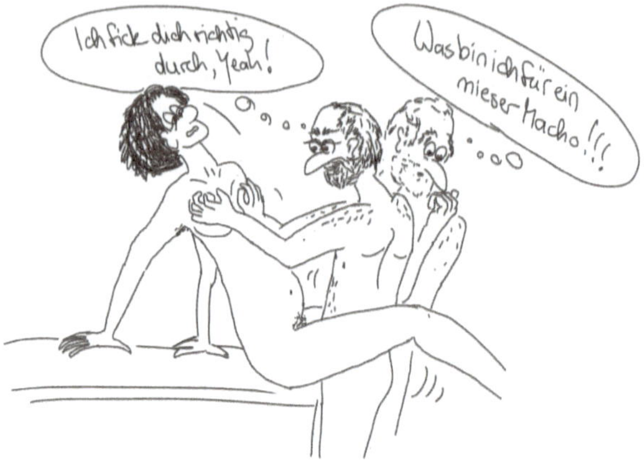
Ich fick dich richtig durch, Yeah!
Was bin ich für ein mieser Macho!!!

erotisieren, diese Frau kraftvoll »zu nehmen«. Es kommt ihnen unmoralisch, egoistisch und frauenfeindlich vor. Das geht höchstens im Porno, mit der Prostituierten oder mit einer Vorstellung, die die Frau zur »Bitch« degradiert.

Auch diesen Männern kann ein aktiver Lernprozess nützen. Auch sie können lernen, den Blick nicht nur zärtlich auf das Erleben der Partnerin zu richten, sondern auch kraftvoll und gleichzeitig empfindsam zu sein mit dem eigenen Genital. Doch das ist eine Lernaufgabe: immer wieder den Fokus zu wechseln zwischen der eigenen Wahrnehmung und dem eigenen Genuss einerseits und andererseits einem respektvollen, liebevollen Kontakt zum Gegenüber, also bei sich selbst und beim anderen wahrnehmen zu können, was es gerade braucht. Die Erotisierung der Intrusivität bedeutet auch, eine kognitive Repräsentanz vom Eindringen zu haben. Es bedeutet, die eigene Erektion zu mögen und aufregend zu finden und andere damit zu beschenken.

Den anderen erotisieren

Mit der Erotisierung des eigenen Körpers und Genitals ist es nicht getan, schließlich lebt partnerschaftliche Erotik davon, in Interaktion zu sein und ein Objekt der Begierde zu haben. Der Erotisierungsprozess sollte also auf zwei Beinen stehen: auf der Erotisierung des eigenen Genitals und auf der Erotisierung des anderen. Den anderen erotisch und anziehend zu finden ist am Anfang einer Liebesbeziehung ein Phänomen, das vom Himmel fällt. Doch die Anziehung geht zunehmend verloren, und manch einer fragt sich dann, ob er oder sie noch in der richtigen Beziehung ist.

Kleiner Exkurs: Was ist Liebe?

An dieser Stelle möchte ich einen kleinen Exkurs einfügen. Vielleicht ist Ihnen im Laufe des Lesens aufgefallen, dass ich wenig über Liebe spreche? Dabei denken viele Menschen: »Huch, ich habe keine Lust mehr auf ihn. Wahrscheinlich liebe ich ihn gar nicht mehr? Habe ich ihn jemals richtig geliebt?« Dieser Glaube steht auf dem Fundament einer Hollywoodromantik à la: »Wenn ich erst den Richtigen gefunden habe, dann ist alles ganz easy. Dann funktioniert der Sex und wir lieben uns bis ans Ende unserer Tage.«

Leider ist das nicht so, und Sie können aufhören zu suchen. Viele Menschen haben den Richtigen bereits an ihrer Seite. Wenn vieles stimmt, keine Grenzverletzungen passieren, Sie einander wichtig sind und die Einstellungen zum Leben und das Vertrauen zueinander unterm Strich stimmen, nur eben die Verliebtheit nicht mehr da ist, bewegen Sie sich absolut im Normbereich vieler langjähriger Beziehungen. Schließlich gibt es einen fundamentalen Unterschied zwischen Verliebtheit und Liebe.

Es gibt unendlich viele Definitionen von Liebe und Verliebtheit, und ich möchte Ihnen meine Definition anbieten:

- *Verliebtheit* ist die hormongepushte Anziehung, das drängende Suchen und das Wollen des anderen. Das Verliebtheitspaket beinhaltet meist eine körperliche Komponente: das Begehren. Es ist somit etwas Drittes, Körperliches, eher Triebhaftes, das aber eher Bestandteil der Verliebtheit ist als der Liebe.
- *Liebe* dagegen ist für mich kein Gefühl, sondern eine Fähigkeit bzw. eine Kunst! Diese Fähigkeit beinhaltet nicht automatisch ein körperliches Begehren. Das lässt sich aber genauso erlernen, wie es möglich ist, lieben zu lernen.

Am Anfang ist also beides da: das Interesse, die Neugier, die Spannung, die Aufregung. Jede Berührung elektrisiert, Hände und Münder wollen anfassen, erkunden, erforschen. Zu Beginn einer

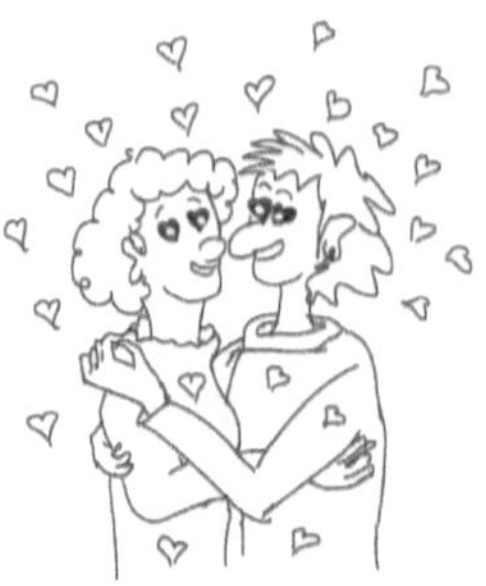

ersehnten Beziehung werden wir mit beidem beschenkt, Verliebtheit und Begehren, und alles funktioniert von allein: Die Gefühle sind da, die Positivität in der Interaktion, die körperliche Anziehung und selbstverständlich auch die sexuelle Funktion.

Wenn die Verliebtheit nachlässt, nimmt in der Regel auch das Begehren langsam oder schnell ab. In dieser Phase einer Beziehung haben beide die Chance, etwas Neues entstehen zu lassen – nämlich tiefe, reife Liebe. Doch das kann nicht jeder.

Die Fähigkeit zu lieben ist erlernbar, und einige von uns durften sie bereits im Elternhaus erlernen, weil es dort schön und ungefährlich war zu lieben. Doch Liebe ist auch etwas, vor dem manche Menschen Angst haben. Und dafür gibt es oft gute Gründe, denn Liebe bedeutet auch Schmerz, Zurückweisung, Verletzung, Abwertung oder Verlassenwerden. Diese vielen Menschen haben kein verinnerlichtes Vorbild von Liebe oder aber ein angstbesetztes.

Auch die unbegrenzten Möglichkeiten unserer medialen Welt tragen dazu bei, Bindung und das Entstehen reifer Liebe zu vermeiden. Viele Menschen haben zwar ein Bedürfnis nach Familie und Beziehungsstabilität und suchen angestrengt nach der richtigen, großen Liebe, doch sie können sich nicht festlegen – der nächste Vorschlag in der Dating-App könnte ja noch besser passen und wirklich, endlich die Richtige sein ...

In diesem Zusammenhang gibt es auch einen gesellschaftlichen Wandel der Beziehungsmodelle: Bis ins vorletzte Jahrhundert herrschte die monogame Ehe, und eine Parallelwelt, in der Mätressen und Huren körperliche Bedürfnisse befriedigten, war bekannt bzw. wurde stillschweigend toleriert. Die im 20. und 21. Jahrhundert vorherrschende Beziehungsform war und ist ebenfalls monogam, aufgrund der hohen Scheidungsrate allerdings eher eine serielle Monogamie. Beziehungen und Ehen werden – zwar nicht geplant, aber real – oft auf Zeit eingegangen, irgendwann getrennt und woanders neu begonnen.

Aktuell könnte sich gesellschaftlich wieder eine Trendwende abzeichnen. Zunehmend mehr Menschen experimentieren mit im Konsens vereinbarten offenen Beziehungen und Polyamorie. Hintergrund ist das Bedürfnis, Wünsche nach Autonomie und Spannung mit Bedürfnissen nach Tiefe und Vertrautheit unter einen Hut zu bringen, was mal mehr, mal weniger gut gelingt.

Liebe hat demnach erst einmal nichts zu tun mit Begehren. So gibt es Menschen, die zwar lieben können, aber kein Begehren spüren. Der Erhalt des Begehrens nach längeren Beziehungsjahren ist ein Prozess, den beide aktiv miteinander gestalten müssen. Manch einer verlegt ihn einfach ins Außen und damit in eine Affäre, um dort gratis auf der nächsten Verliebtheitswelle weitersegeln zu können.

Kommen wir also zurück zum Thema Erotisierung. Liebe ist eine Fähigkeit, die es ermöglicht, Nähe zuzulassen, Intimität zu erfahren und sich zu binden, die aber erst mal nicht diese Verquickung mit erotischem Begehren hat, wie wir es von der Verliebtheit kennen. Wenn in einer Beziehung die Verliebtheit ausklingt, reicht es also nicht, den eigenen Körper und das eigene Genital zu erotisieren, sondern auch der Partner oder die Partnerin sollten erotisiert werden. Doch das ist leichter gesagt als getan. Denn was am Anfang anziehend war, verliert im Laufe der Jahre von ganz allein seine Wirkung.

Verstärkererosion

Was einen am anderen mal begeistert hat – das tolle Aussehen, der Erfolg, die Beliebtheit, der Beruf, der Reichtum, die Talente, selbst der spannende Charakter –, wird zur Gewohnheit. *Verstärkererosion* heißt das in der Fachsprache. Was im körperlichen Miteinander mal zur Ausschüttung von Glückshormonen geführt hat, ist jetzt Alltag. Der gleiche Körper – mag er auch heute noch so attraktiv, straff und schön sein wie damals –, führt im internen Belohnungssystem nicht mehr zu großer Resonanz. Das heißt, der einstige Verstärker erodiert, er nutzt sich ab.

Was wir am anderen erotisch anziehend finden, ist ein Produkt aus Lebens- und Lernerfahrungen und zu einem kleinen Teil vermutlich genetisch festgelegt. Vielen Menschen ist das, was im Fachjargon *sexuelle Anziehungscodes* heißt, nicht bewusst. Sie empfinden die Stimuli, von denen sie sich angezogen fühlen, als selbstverständlich und naturgegeben oder sie fühlen sich ihren Neigungen ohnmächtig ausgeliefert. Viele Menschen wissen nicht, dass auch Anziehungscodes meist früh geprägt sind und später durch Lernprozesse vertieft werden.

Was uns anzieht

Wir können alles erotisieren: Tanzstangen auf Tischen, rote High Heels und Strapse, nackte Zehen, Eis am Stiel, Uniformen, Handwerkerbesuche und so weiter. Der Prozess ist oft unbewusst. Irgendwann wundern sich die Betroffenen, warum sie dies oder das so geil finden.

Das Spektrum sexueller Anziehungscodes ist weit. Es reicht von einer breiten Form vielfältiger Varianten bis hin zu engen und schließlich exklusiven, ausschließlichen Codes, die dann als *Fetisch* bezeichnet werden. Anziehungscodes können sich im Laufe des Lebens verändern. Das passiert oft unbewusst, indem das ehemals Erregende aufgrund des Alters, einer Verstärkererosion oder nachlassender körperlicher Resonanz nicht mehr funktioniert. Häufig sehen wir zum Beispiel, dass sich bei vielen Männern mit zunehmendem Alter und abnehmender Erektionsfähigkeit ihre erotischen Anziehungscodes verengen. Ein tiefes Dekolleté, ein erotisches Tänzchen oder Küsse allein führen plötzlich nicht mehr zur ehemals bekannten erektilen Reaktion. Um die Funktion zu erhalten, braucht es plötzlich besonders große Brüste, viel Latex oder heftige pornografische Szenarien. Wer das nicht will, für den ist es gut zu wissen, dass sexuelle Anziehungscodes veränderbar sind. Durch gezieltes körperliches Lernen kann man wie frau die eigenen Anziehungscodes erweitern und beispielsweise wieder Gleichaltrige oder andere Attraktionen begehren.

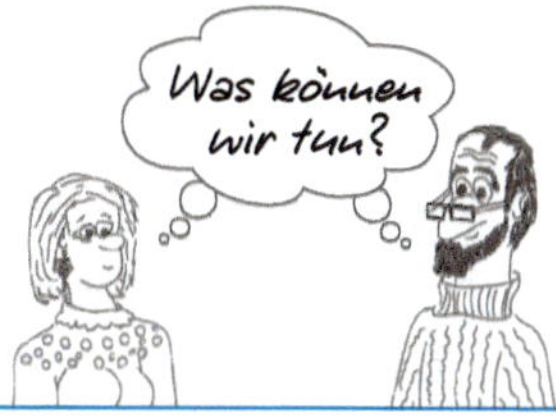

Das können Sie tun!

Verantwortung

Wir sind den erlernten und gewohnten Prozessen nicht ausgeliefert, sondern können sie aktiv erweitern oder verändern. Wir können lernen zu steuern, was wir erotisch finden und begehren. Der erste Schritt dazu ist die Verantwortungsübernahme dafür, was einen anturnt und was nicht. Gehen Sie raus aus dem Du, das die Verantwortung dem anderen zuschiebt: »Du bist halt so dick geworden. Du hast gerade xy gesagt, das turnt mich ab. Wenn du so viel arbeitest/schweigst/plapperst/dich so oder so kleidest ... turnt mich das total ab ...«

Wenn Sie in dieser Partnerschaft eine erotische Beziehung haben wollen, übernehmen Sie Verantwortung für Ihr eigenes Empfinden. Sagen Sie sich: »Ich möchte dich wieder anziehend finden. Worauf kann ich meinen Blick richten? Wie kann ich meinen Blick stabil dort halten? Wie kann ich diesen Blick erweitern?« Auch der bekannte Paartherapeut Arnold Retzer empfiehlt, in langjährigen Beziehungen wieder die rosarote Brille aufzusetzen und die Ansprüche realistisch der Lebenssituation anzupassen. Wenn Sie eine junge und elastische Partnerin oder Partner haben möchten, fragen Sie sich: »Bin ich selbst jung und elastisch? Wie attraktiv zeige ich mich? Wie erotisch und verführerisch bin ich selbst?« Viele Menschen werden dann schnell wieder etwas demütiger.

Den Körper einsetzen

Zur Erotisierung des anderen braucht es also eine mentale Dimension, bestimmte Gedanken oder Einstellungen. Um diese wirklich zu verankern, ist wieder die körperliche Dimension nötig. Wenn Sie den anderen erotisieren wollen, suchen Sie gezielt nach Aspekten, die Sie anturnen. »Was gefällt mir, wenn du es tust? In welcher Position beobachte ich dich gern? Was würde ich da gern mit dir machen?«

Welche Stellen des Körpers finden Sie anziehend? Fokussieren Sie auf die, bauen Sie sie ein in ein weiteres Gedankenspiel. Bauen Sie sie ein in Ihre Fantasien und in die Masturbation. Atmen Sie tief und bewegen Sie Ihr Becken. Spielen Sie mit Ihrer Beckenbodenmuskulatur. Hier kommt Ihnen wieder der Hormoncocktail zugute, der hilft, das Gedachte auch körperlich zu verankern. Erotisierung ist also ein aktiver Prozess. Mit Bewegung und wechselnder Muskelspannung können wir die Erregung steigern, mit tiefer Atmung das gesamte System beruhigen und gleichzeitig die Wahrnehmungsfähigkeit intensivieren und das alles mit erwünschten Kognitionen koppeln. Die Berührungen und das Erleben führt zu einer verstärkten Ausschüttung von Glückshormonen, die das gesamte Geschehen wiederum verankern und auch körperlich konditionieren.

Kleiner Exkurs in die Neurobiologie

Der Mensch ist eine komplexe bio-psycho-soziale Einheit und geprägt durch Lernprozesse, die wir auch aktiv beeinflussen und gestalten können. Doch bei allem guten Willen: Manchmal kommen uns irgendwelche Stimmungen dazwischen und machen alles kaputt. Es bricht plötzlich Streit aus, oder im Inneren sackt einfach alles weg. Wie kommt es, dass die angeblich schönste Nebensache der Welt manchmal nur Stress ist? Wieso werden wir beim Sex manchmal so schnell ärgerlich auf den anderen, weil er angeblich etwas falsch macht? Warum ist das, was mich stresst, für den anderen nicht schlimm, und andererseits gibt es Dinge, die ihn oder sie in Rage bringen, die aber ich nicht nachvollziehen kann?

Um das besser zu verstehen, hilft ein Blick ins Gehirn bzw. auf das vegetative Nervensystem des Menschen. Die Hirnforschung liefert immer mehr Informationen und hilft uns zu verstehen, warum wir wann wie ticken und auch, wie wir unser Nervensystem beeinflussen können, wenn wir etwas ändern wollen.

Unser vegetatives Nervensystem besteht grob gesagt aus dem Sympathikus (Stress-Nervensystem) und dem Parasympathikus (Entspannungs-Nervensystem). Genauer betrachtet besteht das

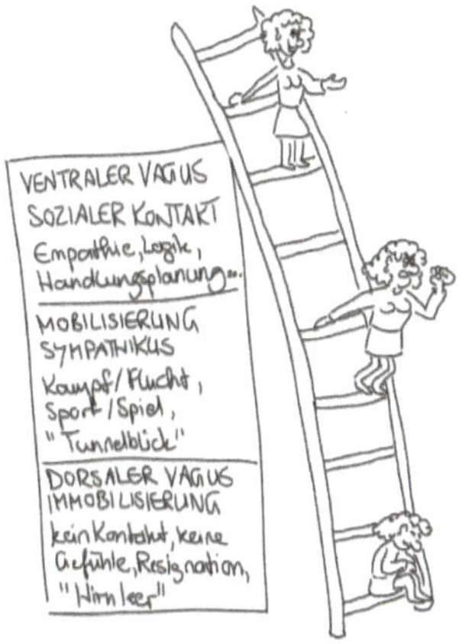
VENTRALER VAGUS
SOZIALER KONTAKT
Empathie, Logik, Handlungsplanung...
MOBILISIERUNG
SYMPATHIKUS
Kampf/Flucht, Sport/Spiel, "Tunnelblick"
DORSALER VAGUS
IMMOBILISIERUNG
kein Kontakt, keine Gefühle, Resignation, "Hirn leer"

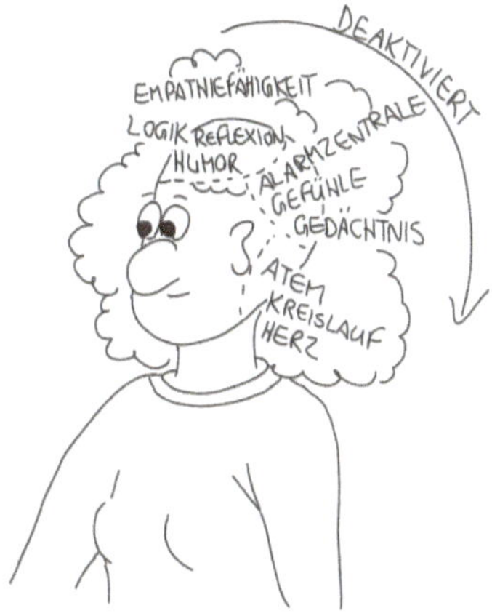
DEAKTIVIERT
EMPATHIEFÄHIGKEIT
LOGIK
REFLEXION,
HUMOR
ALARMZENTRALE
GEFÜHLE
GEDÄCHTNIS
ATEM
KREISLAUF
HERZ

parasympathische Nervensystem dabei aus zwei funktionalen Einheiten, die über bestimmte Hirnnerven und deren Verzweigungen miteinander verkabelt sind. Wir haben es also insgesamt mit drei funktionalen Einheiten zu tun:

Der ventrovagale Komplex, das sogenannte *soziale Kontaktsystem*, ist Teil des Parasympathikus und steht für unsere *prosoziale Beziehungs- und Kontaktfähigkeit*. Wenn unser vegetatives Nervensystem sich in diesem Modus befindet, arbeiten alle kortikalen Funktionen in der Großhirnrinde. Wir sind ruhig, stabil und wir haben ein Gefühl von Ganzheit und Struktur. Wir zeigen ein entspanntes, bewegliches Gesicht, sprechen mit melodischer Stimme, können aufeinander eingehen und auch komplex hören. Wir sind in der Lage, weit zu denken, unsere Handlung zu planen und zu reflektieren. Wir haben Humor und wir können uns gut in andere einfühlen.

Der Sympathikus steht für die *Mobilisierung*. Blutdruck und Muskeltonus steigen, und es kommt zu einer erhöhten Herzfrequenz. Bei aktiviertem Sympathikus sind bestimmte Funktionen im Neokortex deaktiviert. Wir können diesen Zustand in Spiel und Sport gut nutzen, sind dabei aktiv, fokussiert, reaktionsschnell und wach. Der Zustand einer leichten Mobilisierung, der aber noch gut vom ventrovagalen Komplex moderiert wird, ermöglicht uns, konzentriert zu argumentieren und uns, falls nötig, durchzusetzen. Ist der Zustand sympathischer Aktivierung[4] aber stärker mit Angst oder Aggression verbunden, so führt er vor allem zu einem Impuls in Richtung *Kampf oder Flucht*. Wir fühlen uns sehr schnell angegriffen,

4 Der Begriff »sympathische Aktivierung« hat nichts mit der umgangssprachlichen Sympathie zu tun. Er bezieht sich auf die Aktivierung des Sympathikus, also des sympathischen Nervensystems.

bedroht oder ungerecht behandelt. Unser Denken wird eng, wir bewerten Dinge schneller negativ, sind angespannt und schlagen zurück.

Der dorsale Vagus, ebenfalls Teil des Parasympathikus, steht schließlich für die *Immobilisierung*. Er ist phylogenetisch der älteste Zweig und sorgt für Ruhe und Entspannung im Organismus. Ohne Angst ist der dorsale Vagus verantwortlich für so lebenswichtige Funktionen wie den Schlaf oder unsere Verdauung. Mithilfe der Eltern lernt der kleine Mensch, dass er in körperlicher und intimer Nähe – also im immobilisierten Zustand – keine Angst haben muss und sich beruhigen kann. Die Unterstützung der Eltern bei der Selbstberuhigung wird als Co-Regulation bezeichnet und kann, wenn es gut läuft, vom Kind zunehmend selbst übernommen werden. Diese Fähigkeit zur Selbstberuhigung bei Immobilisierung, also im körperlich ruhigen Zustand, ist auch für die spätere Sexualität sehr wichtig.

Nun gibt es viele Menschen, die nicht von nahen Bezugspersonen in ihrer Selbstregulation unterstützt wurden, und es gibt Menschen, die traumatische Erfahrungen gemacht haben. All diese Erlebnisse sind im Gehirn abgespeichert. Das vegetative Nervensystem führt nun einen blitzschnellen Abgleich mit dem Gedächtnis durch, ob es eine Gefahr erkennt und ob Kampf oder Flucht möglich ist, ob also ein Umschalten auf den Sympathikus lohnt. Falls es kein Entkommen gibt, schaltet es autonom, noch unterhalb der Bewusstseinsschwelle, um in den dorsalen Vagus. Es kommt zu einer Art Totstell-Reflex mit einem Absinken der Herz- und Atemfrequenz und des Muskeltonus. Der Affekt ist dann flach und betäubt. Der Mensch fühlt sich einsam, unverstanden und abgekoppelt aus dem Kontakt. Dieser Zustand kann auch in Resignation und Depression übergehen und im extremen Zustand auch Todesangst bedeuten.

Neurozeption

Wie kommt es nun zu einem Wechsel der autonomen, vegetativen Modi? Mit unseren Sinnesorganen sind wir ständig dabei, unsere Umgebung zu scannen: Bin ich gerade sicher? Ist mein Gegenüber mir wohlwollend gestimmt? Habe ich einen Fehler gemacht? Muss ich vorsichtig sein? Dieses ständige unbewusste Scannen unserer Umgebung auf Gefahren, das unterhalb der Bewusstseinsschwelle stattfindet, heißt *Neurozeption*. Die wahrgenommenen Reize werden dabei ständig blitzschnell mit den in unserem Gedächtnis gespeicherten Erfahrungen abgeglichen: Habe ich das schon mal erlebt? Ist das gefährlich? Kriege ich jetzt Ärger? Werde ich vielleicht abgewertet oder verlassen?

Gibt es beim Abgleich der Reize mit den gespeicherten Erfahrungen einen Hinweis auf eine Gefahr, nennen wir das *Trigger*, denn es funktioniert wie ein Schalter. Der Trigger löst in unserem vegetativen Nervensystem (mit anderem Namen *autonomes* Nervensystem) *autonom* eine innere Kettenreaktion aus. Der Organismus mobilisiert sich, um jetzt sofort streiten, kämpfen oder zur Not fliehen zu können.

Manchmal ist die autonome Reaktion des Organismus der aktuellen Situation unangemessen und zu heftig. Das liegt daran, dass unser Nervensystem übervorsichtig ist und lieber zehn Mal falsch positiven Alarm meldet, bevor ihm eine Gefahr durch die Lappen geht. Die Reaktion unseres Nervensystems ist damit zwar zu heftig, aber gut gemeint. Sie basiert auf alten Erfahrungen und ist dazu intendiert, uns zu schützen.

Aufgrund alltäglicher Trigger kommt es also im Tagesablauf zu häufigen autonomen Reaktionen, in denen wir uns plötzlich aufregen. Wir beginnen zu schwitzen, der Muskeltonus steigt, das Herz schlägt schneller, oder wir resignieren und sacken in uns zusammen. Es ist normal, dass das vegetative Nervensystem vielfach täglich zwischen den drei Modi switcht. Insbesondere der ständige Wechsel zwischen dem sozialen Kontaktsystem, wenn wir uns wieder wohl und sicher fühlen, und der Aktivierung des sympathischen Nervensystems gehört zum Alltag. Bei vielen Menschen ist einer der drei Modi habituiert, d.h., sie sind fast dauerhaft in einem Modus eingeloggt und z.B. permanent angespannt und im Stressmodus oder auch durchgängig resigniert, deprimiert und gefühllos.

Manchmal, wenn starke Gefühle von Wut oder Angst dabei sind, können diese autonomen Zustände sehr intensiv oder bedrohlich werden. Insbesondere traumatische Erfahrungen von Überwältigung und Ohnmacht können das vegetative Nervensystem aufgrund einfacher Trigger in eine komplette Immobilisierung katapultieren. Und je stärker die Aktivierung des dorsalen Vagus im parasympathischen Nervensystem ist, umso schwerer ist der Rückweg in den verbundenen Modus des sozialen Kontaktsystems. In der Regel führt er zwingend über die Mobilisierung. Die Person muss sich bewegen, tief atmen und oft auch zuerst zu ihrem Ärger zurückfinden, um sich selbst wieder zu spüren und sozial handlungsfähig zu werden.

AUS DEM WIRKLICHEN LEBEN: CARL

Heute Nacht hat **CARL** unruhig geschlafen. Er ist noch gefangen in seinem Traum (dorsaler Vagus), als der Wecker klingelt. Mit dem Geräusch fährt ihm ein kleiner Schreck durch den Körper, er öffnet die Augen, und auch das Licht trägt dazu bei, dass aktivierende Hormone ausgeschüttet werden, die ihn wacher machen (Sympathikus). Nach seiner morgendlichen Dusche sitzt er beim Frühstück und liest in vertrauter Reihenfolge seine üblichen Rubriken in der Tageszeitung (ventraler Vagus). Ein Blick auf die Uhr verrät ihm, dass er sich vertrödelt hat und es jetzt knapp wird, noch rechtzeitig den Bus zu erreichen. Er springt auf, rennt die Treppe hoch, putzt flüchtig die Zähne, sammelt rasch Jacke, Brille, Schlüssel und Handy ein und läuft zur Bushaltestelle (Sympathikus).

Er hat es noch geschafft, der Bus kommt gerade an. Carl wählt einen Platz, steckt seine Kopfhörer in die Ohren und hört seine Lieblingsplaylist (ventraler Vagus). In der Firma steuert er zuerst die Poststelle an. Seit Tagen wartet er auf eine dringende Materialsendung, die täglich angekündigt, aber bisher nicht geliefert wurde. Er hatte sich fest darauf verlassen, sie heute abholen zu können und wird wieder enttäuscht. Aus Frust schnauzt Carl die Postkollegin an: »Jetzt renne ich schon zum fünften Mal umsonst hierher. Manche Leute schieben echt eine ruhige Kugel ...!« (Sympathikus). Die Postkollegin ist heute Morgen im Stress, wurde vorher schon zweimal kritisiert und fühlt sich angegriffen: »Es haben eben nicht alle so einen netten Bürojob wie Sie!« Das regt Carl noch mehr auf, er schnauzt zurück: »Wenn man von etwas keine Ahnung hat, sollte man den Mund halten!« (noch stärkere sympathische Aktivierung). Vor lauter Ärger überhört er den freundlichen Gruß seiner Lieblingskollegin und vergisst, in sein Postfach zu schauen.

In seinem Büro empfängt ihn angenehmer Kaffeegeruch. Sein Kollege hat bereits Kaffee gekocht und empfängt ihn freundlich. Carl kann sich wieder etwas beruhigen. Beim Checken der E-Mails sind einige erfreuliche Nachrichten dabei, insbesondere wurde das Projekt, um das er sich sehr bemüht hat, genehmigt. Er freut sich und erzählt es gleich seinem Kollegen (ventraler Vagus).

Um 10 Uhr ist Meeting. Carl geht widerstrebend in die Sitzung. Er weiß, was ihn erwartet. Sein Chef ist wieder schlecht drauf, eröffnet die Sitzung wieder mit Vorwürfen und Druck wegen der schlechten wirtschaftlichen Situation der Firma. Dann fragt er Carl nach dem Stand der internen Reparaturen. Auf die Rückmeldung, dass er noch immer auf die Lieferung der Teile warte, kommt eine Lawine an Vorwürfen, dass Carl nicht gut geplant und gewirtschaftet habe. Vor einigen Jahren noch hätte er sich in solchen Situationen gewehrt und argumentiert. Doch die Erfahrung lehrte ihn, dass er keine Chance hat: Der Chef lässt keine andere Meinung gelten, und von den Kollegen kommt ihm keiner zu Hilfe. Er ist auf den Job angewiesen und kann nichts tun. Etwas in ihm schaltet sich ab, er blickt leer auf seine Unterlagen und lässt die Lawine über sich ergehen (dorsaler Vagus).

Den restlichen Tag ist Carl damit beschäftigt, sich wieder zu beruhigen und zur Arbeit zu motivieren. Am liebsten möchte er gehen und alles hinschmeißen. Das geht aber nicht, er muss durchhalten. Erst am Nachmittag kann er sich wieder etwas regenerieren. Mit dem Kollegen entsteht ein Gespräch über den Chef, aus dem er heraushört, dass der ihn ebenso sieht wie Carl. Gemeinsam können sie über den Chef lästern (Sympathikus). Dann schreibt seine Freundin, sie komme heute früher heim und möchte schon etwas für beide kochen. Er freut sich auf sie, und plötzlich kann er auch wieder etwas klarer denken und einige wichtige Dinge für diesen Tag abschließen (ventraler Vagus).

Das autonome Nervensystem in der Sexualität

Was hat nun das vegetative Nervensystem mit unserer Sexualität zu tun? Sehr viel! Beim Betrachten der Sexualität wird deutlich, wie stark die Zweige der sympathischen und parasympathischen Nervensysteme verästelt und miteinander vernetzt sind und dass sie sehr wohl gleichzeitig aktiviert sein können – und sogar müssen!

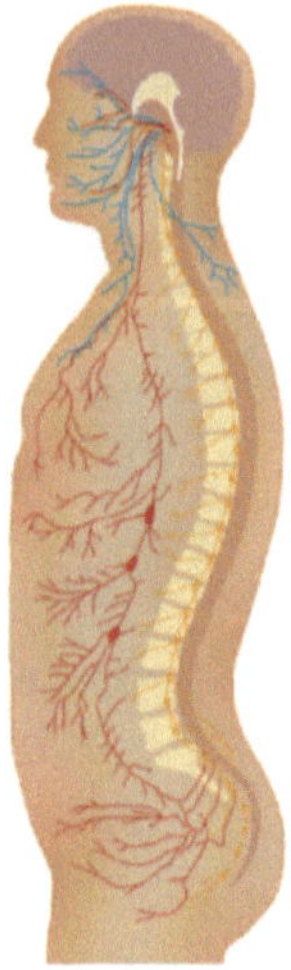

Der *ventrale Zweig des Parasympathikus* ist vor allem im Bereich des Gesichts, der Ohren, Kiefer, Nacken und im oberen Brustraum zu finden. Ist dieser Zweig aktiviert, spielen wir mit den Augen, der Mimik, der Stimme und haben einen entspannten Kiefer. Nacken und Schultern sind gelöst. Wir sind in einer prosozialen Haltung, können tief empfinden und haben einen weiten und wohlwollenden Blick auf andere. In diesem Modus sind tiefe Gefühle von Liebe, Nähe und Bindung möglich.

Der *Sympathikus* dagegen mobilisiert uns. Der Blick ist fokussiert auf das Objekt der Begierde oder die erotisierten Körperstellen. Der Herzschlag steigt, die Muskeln spannen sich an, der Körper setzt sich in Bewegung und wird aktiver. Der Puls beschleunigt sich, um das Genital stärker zu durchbluten. Die Gefäße im Genital erweitern sich, wohingegen der venöse Rückfluss reduziert wird – so kommt es zum Anschwellen der Geschlechtsorgane. Auch zur orgastischen Entladung braucht es die Anspannung und Aktivität des sympathischen Nervensystems.

Doch wie bei allem macht auch hier die Dosis das Gift: Die sympathische Aktivierung kann zu stark werden und aus einem Gefühl von spielerischer Vitalität in einen Kampf- oder Fluchtimpuls kippen. Dann wird es anstrengend, Stress kommt auf und begünstigt Angst oder Ärger. Das Lusterleben ist nun eingeschränkt, und der Blick aufs Gegenüber wird wertend, vorwurfsvoll oder aggressiv. Der Beziehungskontakt ist unterbrochen, der Sex fühlt sich an wie eine unerwünschte sportliche Aktivität, Leistungsstress oder Kampf.

Der *dorsale Vagus* ist der Teil des vegetativen Nervensystems, der am weitesten durch den Körper schweift (in der Abbildung[5] ist der ventrale Vagus blau und der dorsale rot eingezeichnet). Mit ihm sind die meisten inneren Organe des Brust- und Bauchraums und auch

5 Mit freundlicher Genehmigung der Autoren John und Anna Chitty, frei verfügbar unter https://www.energyschool.com/articles-and-handouts im Beitrag »The Triune Autonomic Nervous System« [17.11.2021].

die Geschlechtsorgane verbunden. Der dorsale Vagus reicht also vom Gehirn bis hinunter zum Beckenboden. Er »verkabelt« sozusagen die Genitalien mit dem Gehirn. Und er ist, wie wir gehört haben, für eine gewisse Immobilisierung und auch Entspannung zuständig. Es braucht also auch die ruhige Aktivität dieses Zweiges, um die Durchblutung anzuregen und so sexuelle Erregung im Genital aufkommen zu lassen.

Wenn die Erregung überwiegend emotional aufgeladen ist oder Stress im Spiel ist, hat das sympathische Nervensystem die Führung. Das Becken mit dem Genital ist dann wenig am Geschehen beteiligt, die Erregung fühlt sich dann wenig kontrollierbar an, ist störanfällig und kann beispielsweise durch ein »falsches« Wort oder eine »falsche« Berührung plötzlich kippen und zum Nachlassen der Lust oder beim Mann zu Erektionsverlust führen.

Ist dagegen zu wenig sympathische Aktivierung im Spiel, fühlt sich die Begegnung sehr entspannt an. Das kann sehr angenehm sein und ins Einschlafen münden. Die Energie reicht dann aber nicht für eine Steigerung der Erregung bis zum Orgasmus.

Für eine stabile Sexualität ist also die Verankerung im genitalen Bereich und damit im dorsalen Vagus wichtig. Für den nötigen Kitzel braucht es aber auch einen Schuss Sympathikus, der allerdings nicht so stark werden darf, dass das Bett zur Kampfarena und das Gegenüber zum Feind wird. Und für den verbundenen Beziehungskontakt braucht der ventrale Vagus seinen Auftritt. Er ermöglicht, den Sex auch emotional zu genießen, verbunden zu sein und körperlich wirklich zu lieben.

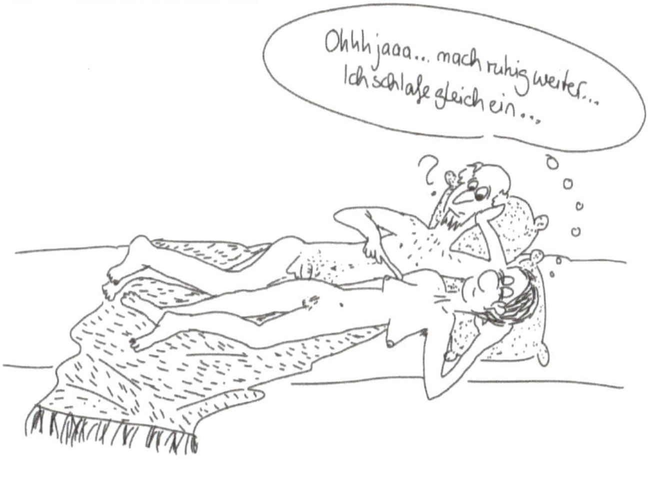

AUS DEM WIRKLICHEN LEBEN: FABIENNE UND ENZO

Seit ihrer Krise vor zehn Jahren haben **FABIENNE** und **ENZO** ein Ritual entwickelt. Einmal im Monat fahren sie über ein verlängertes Wochenende in ihr Rustico, eine einfache Berghütte, im Tessin. Auch heute sind sie schon am Morgen losgefahren und werden von der warmen Frühlingssonne empfangen. Nachdem Fabienne einige Sachen in den Schränken verstaut hat, kuschelt sie sich zu Enzo auf die große Couch. Sie unterhalten sich über den Wuchs der Bäume und Sträucher und blicken verträumt in den Garten, als Fabiennes Hand in Enzos Hose gleitet und während des Gesprächs entspannt dort verweilt (ventraler Vagus).

Enzos Gehirn und Penis registrieren die Aktion. Sein Herz beginnt schneller zu schlagen, und er fragt sich gespannt, was wohl als Nächstes passiert (eine Brise Sympathikus kommt dazu). Die Aktivierung mobilisiert ihn, in Fabiennes Ausschnitt zu fassen und ihre Brüste sanft, aber ruhig, in die Hände zu nehmen, während sich beide unbedarft weiter unterhalten und die Berührungen genießen (auch bei ihr sympathische Aktivierung, aber dennoch Ruhe, also ventraler und dorsaler Vagus). Die Wahrnehmung der beiden fokussiert sich mit steigender Erregung auf ihre Genitalien und lässt das Gespräch langsam ausklingen und in Küsse übergehen (Nachlassen ventraler Vagus, zunehmender Sympathikus). Impulse, das Tier herauszulassen und sich auf den anderen zu stürzen, halten beide zugunsten des Genusses zurück und belassen es bewusst bei langsamen Bewegungen (Sympathikus, ventraler und dorsaler Vagus).

Jetzt schiebt Enzo Fabiennes Kleid hoch und ertastet ihre Vulva, die sich ihm interessiert entgegenstreckt. Fabienne lässt sich immer tiefer in das wohlig-aufregende Gefühl hineinfallen und ihre Beckenbewegungen werden größerer, intensiver, hungriger ... (dorsaler Vagus mit Sympathikus). Gleichzeitig schließt sie im Rhythmus ihrer Atembewegungen immer wieder die Augen und lässt den Kiefer fallen. Der Körper übernimmt die Führung, und bei jeder körperlichen Welle kippt der Kopf in den Nacken. Die immer tiefere Atmung ist begleitet von ersten Lauten, die das genussvolle Spiel untermalen. Das ist so aufregend, dass sich ihre Sinneswahrnehmung immer mehr auf die lust- und erregungsstimulierenden Laute, Bilder und Gerüche fokussiert (dorsaler Vagus und Sympathikus).

Auch Enzo steigert seine Lust und Erregung synchron, sein Penis ist inzwischen langsam in Fabiennes Vagina geglitten, und die Aktivität in beider Becken wird stärker. Nach anfänglichem genussvollem Innehalten kommt es bald zu immer kraftvolleren Bewegungen, die rhythmisch mit der Muskelspannung spielen. Dadurch wird immer mehr Blut in die Genitalien gepumpt und die Erregung im Körper verteilt (dorsaler Vagus, Sympathikus). Das ist so lustvoll und erregend, dass beide Körper immer aktiver werden. Ihre Wahrnehmung fokussiert sich so auf den Sex, dass sie nicht mehr wahrnehmen, ob es draußen gerade regnet oder stürmt oder ob die Nachbarin etwas hört (Sympathikus und dorsaler Vagus). Die Bewegung aus den beiden Becken wird noch kraftvoller, fordernder, und beide wollen den höchsten Genuss jetzt endlich haben (dorsaler Vagus und Sympathikus). Arme, Hände und Kopf schwingen mit den pulsierenden Bewegungen wie ein fluider Schleier hinterher und leiten das lustvolle Erleben auch zum Herzen (ventraler Vagus). Das lustvoll-erregende Spiel der Körper verselbstständigt sich. Es fühlt sich an, als gäbe es bald nur noch animalische Triebe, ab und zu von einem liebevollen, gierigen Blick auf den anderen unterbrochen, die schließlich in beider Orgasmus gipfeln. Fabienne erlebt das als Flut und Nirwana in Kopf und Körper. Enzo sackt erschöpft und zufrieden zusammen. So liegen beide noch eng umschlungen und beginnen, langsam wieder den Wind und die Vogelstimmen wahrzunehmen.

Weitere Prägungen

An dieser Stelle möchte ich mich einigen Themen zuwenden, die viele Menschen betreffen, weil sie mit Sexualität und Prägungen zu tun haben, die aber stark polarisieren. Zuerst werfen wir dabei einen Blick auf sexualisierte Gewalt und Trauma, später auf Pornografie und Prostitution und schließlich auf die Frage, inwiefern Geschlechtergerechtigkeit inzwischen erreicht ist.

Sexuelle Gewalt und Trauma

Sehr viele Männer und noch viel mehr Frauen werden in ihrem Leben Opfer sexualisierter Gewalt. Das geht von entwürdigenden sexualisierten Bemerkungen bis hin zu körperlicher Gewalt, Ausbeutung und Folter. Die wenigsten Betroffenen sprechen darüber, holen sich Hilfe oder zeigen die Straftat an. Die Bewertung und Beurteilung sexueller Grenzverletzungen ist eingebettet in eine Jahrtausende alte patriarchale Kultur: Übergriffe und Sprüche gelten noch häufig als Kavaliersdelikte. In vielen Männern und Frauen ist ein Denken verankert, das etwa so klingt: »Wenn sie nein sagt, meint sie ja. Sie will nur verführt werden« oder »Sie ist ja selber schuld, bei dem Ausschnitt und dem kurzen Rock«.

Neben der Ohnmacht erleben Betroffene oft Schuld- und Schamgefühle. »Irgendwas muss ich ja falsch gemacht haben« oder »Ich habe es wahrscheinlich nicht anders verdient«. Hinzu kommt, dass der Übergriff ohne Zeugen oft schwer nachweisbar ist, dass ein Prozess insbesondere für die Opfer sehr belastend und retraumatisierend sein kann und dass Betroffene an der Erfahrung anderer sehen: Die Verurteilungsquote ist so niedrig, dass in dubio pro reo, also im Zweifelsfalle für den Angeklagten, entschieden wird. Die Vergewaltigte kann so zum zweiten Mal Opfer werden.

Was ist ein Übergriff?

Ab wann erleben wir einen Übergriff als Übergriff? Was ist es, das eine Handlung im gewollten Fall lustvoll und im anderen Fall zu Gewalt werden lässt? Beim Verständnis dieses Phänomens geht es *um Grenzen und um Erlaubnis*. Wir alle haben einen Bereich um uns herum, den wir als unseren Autonomiebereich erleben. Der ist individuell und kulturell verschieden und kann grob mit einer Distanz von etwa einer Armlänge beschrieben werden. Hier spüren wir klar, ob uns jemand zu nah kommt und beispielsweise mit seinem Körper, seinem Atem, manchmal auch seinem Blick oder auch mit Worten in diesen Autonomiebereich eindringt. Dieses Eindringen löst einen inneren Schutzimpuls, zunächst einen Impuls zu Kampf oder Flucht aus – wir schubsen den Menschen zurück oder treten selbst einen Schritt zurück, um den Abstand wieder zu gewährleisten.

Noch deutlicher ist es mit unserem Körper. Unsere Haut ist die Außengrenze. Niemand darf uns berühren oder gar in uns eindringen, der nicht dazu befugt ist. Ein Eindringen in den eigenen Körper darf nur mit stimmiger innerer Erlaubnis dazu geschehen, oder es

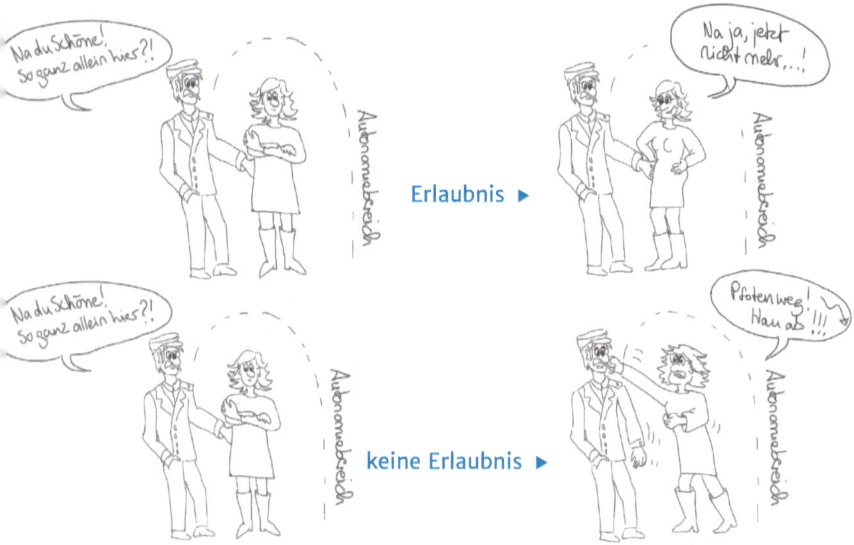
Na du Schöne! So ganz allein hier?!
Autonomiebereich
Erlaubnis ▶
Na ja, jetzt nicht mehr,...!
Autonomiebereich
Na du Schöne! So ganz allein hier?!
Autonomiebereich
keine Erlaubnis ▶
Pfoten weg! Hau ab!!!
Autonomiebereich

wird als Übergriff erlebt. Wir sind hochsensibel für alles, was uns »unter die Haut« oder in den Körper hinein geht. Vielleicht kennen Sie das von sich selbst? Es hat nicht primär mit Schmerz zu tun. Selbst invasive Untersuchungen und Behandlungen haben dieses »gefährliche« Potenzial. Denken Sie an zahnärztliche, gynäkologische, urologische oder proktologische Untersuchungen, Impfungen und Blutentnahmen. Es gibt Erfahrungen, die mehr weh tun – und doch fühlt es sich oft bedrohlich an, dass hier jemand in uns eindringt. Wir haben ein intuitives Gespür dafür, dass das Eindringen in unseren Körper eine Grenze verletzt, wenn wir dazu nicht explizit die Erlaubnis geben.

Insbesondere sexuelle Übergriffe dringen in den individuellen Autonomiebereich ein und beschädigen die Körpergrenzen. Das geht von unerwünschten Sprüchen und Berührungen bis dahin, den Opfern unter Androhung oder Einsatz von Gewalt Penisse oder anderes in Körperöffnungen zu stecken. Zentral für das Verständnis sexueller Gewalttaten ist, dass sie neben psychischen und körperlichen Verletzungen massive Angst bis hin zu Todesangst auslösen. Gleichzeitig liegt es in der Natur der Sache, dass die Opfer unterlegen sind, also häufig weder Kampf noch Flucht möglich ist. Unser vegetatives Nervensystem sorgt dann autonom dafür, dass wir überleben. Es hebt durch die Ausschüttung wahrer Fluten von endogenen Opioiden und anderen endokrinen Stoffen die Schmerzwahrnehmungsschwelle. Es entkoppelt den geschundenen Körper aus dem Kontakt und spaltet die Selbstwahrnehmung ab. So sorgt es für einen immobilisierten Körper, der sich nicht wehrt, um den Angreifer nicht noch mehr anzustacheln.

Dieses innere Geschehen hilft den Opfern sexualisierter Gewalt, die gefährliche Situation zu überleben. Manchmal bleibt die Wahrnehmung danach noch lange oder für immer abgespalten im Sinne einer Amnesie (eines Erinnerungsverlustes). Manchmal setzt sich die Spaltung fort in Form eines selbstschädigenden Verhaltens. Das liegt daran, dass neue innere Anteile entstehen: ein verletztes, leidendes, beschädigtes Ich. Und ein Ich-Anteil, der mit drastischen Maßnahmen für die schadenbegrenzende Immobilisierung gesorgt hat – ein sogenannter täternaher Anteil. Die Erinnerungen an das Trauma werden aufgrund der Hormonflut nicht systematisch im episodischen Gedächtnis abgespeichert, sondern bleiben fragmentiert. In dieser fragmentierten Form – z. B. als ein isoliertes Geräusch, als ein Geruch, eine Körperhaltung, wahrgenommene Lichtreflexe oder Bilder – können sie wieder getriggert werden und durch eine innere Kettenreaktion das komplette innere Traumaerleben erneut auslösen.

Trauma

Warum erzähle ich das so ausführlich? Wofür ist das Wissen um Traumata im heimischen Bett relevant? Denken Sie daran, dass etwa ein Drittel der Frauen in Deutschland mindestens einmal in ihrem Leben von physischer und/oder sexualisierter Gewalt in unterschiedlicher Form betroffen ist. Vielen Frauen sind die Auswirkungen dieser Erlebnisse selbst nicht bewusst. Sie wundern sich, weshalb bestimmte Berührungen, Gerüche, Geräusche ... sie so stark triggern, dass sie plötzlich – aus heiterem Himmel, obwohl sie eine bestimmte Handlung vielleicht sogar initiiert haben – erstarren, ihnen plötzlich schlecht wird oder sie sich nicht mehr spüren. Sie nehmen nur wahr, wie sich alles in ihnen sträubt, und sie schreien oder weglaufen möchten.

Vielen traumatisierten Frauen ist auch nicht bewusst, dass sie dissoziieren, also in einer Triggersituation aus ihrem Körper heraustreten, sich »wegbeamen«, praktisch wie eine Beobachterin der

Szene weit weg oder in der oberen Zimmerecke sitzen und auf die Körper herabschauen, die da unten diese Dinge tun. Es kann sein, dass sie sich selbst stöhnen und Lust zeigen sehen – obwohl sie eigentlich nichts spüren und gar nicht wirklich dabei sind. Die beteiligten Sexpartnerinnen oder -partner spüren unter Umständen, dass irgendetwas nicht stimmt oder Show ist oder irgendwie schräg anmutet, können es aber nicht benennen. Manchmal wollen sie es auch gar nicht, sondern nutzen freudig das grenzenlose Angebot.

Sexuell traumatisierte Frauen und Männer entwickeln häufig eine von zwei Hauptbewältigungen: entweder sie scheuen Sexualität aufgrund des starken Triggerpotenzials und vermeiden sie, wo immer es geht. Oder sie entwickeln ein übersexualisiertes Verhalten. Nach dem Motto »Ich habe schon alles gesehen und erlebt, schlimmer kann's nicht werden« bieten sie sich an und gehen immer wieder über ihre Schmerzgrenze. Die oben beschriebene Wahrnehmung einer gesunden Grenze des eigenen Autonomiebereichs ist dann zerstört. Sie erleben sich als ohnmächtig und spüren Übertritte über ihre Grenzen nicht mehr. Im Sinne einer Täter-Opfer-Umkehr entdecken Sie aber eine Lust daran, sich jetzt selbst zu holen, was einst von ihnen genommen wurde. Sie machen beispielsweise den Mann verrückt nach sich, um sich machtvoll zu fühlen und vermeintlich aus der Opferhaltung herauszukommen. Aber leider bleiben sie damit in einem Teufelskreis gefangen. Die Dissoziation wird zum Alltagsinstrument.

Pornografie

Fast alle Männer und zunehmend viele Frauen konsumieren Pornografie. Kinder und Jugendliche sehen durchschnittlich mit 12–14 Jahren ihre ersten Pornos auf dem Schulhof. Pornografie ist Mainstream. Viele nutzen Pornos als Anreiz beim Solosex, andere suchen dort Anregungen für ihr partnerschaftliches Sexleben.

Es gibt inzwischen auch in der Pornografie unterschiedliche Genres inklusive ethischer oder feministischer Pornografie. Die weit größeren Marktanteile und meisten Suchanfragen beziehen sich aber auf klassischere Pornobereiche wie Analsex, Sex mit mittelalten

Frauen/Müttern (MILF)[6], Dreier oder Amateurfilme. Bei allen ist eine steigende Tendenz zu extremeren Inhalten wie Schlagen, Vergewaltigungen oder Inzest zu verzeichnen. Schon 2010 waren einer Untersuchung nach in den 50 am häufigsten konsumierten Pornos 88 % aller Szenen gewalttätig.

Wer schon häufiger Pornos geschaut hat, kennt vielleicht den Effekt, dass schnell langweilig wird, was einst spannend war. Bei der Nutzung entsteht ein Bedürfnis nach Intensitäts- und Dosissteigerung. Diese Suche nach Neuem wird in der Forschung *Coolidge-Effekt* genannt. Der Effekt beschreibt das nachlassende Interesse am immer gleichen Paarungspartner bzw. -partnerin und die dringende Suche nach Neuem. Er wurde zuerst bei Ratten und Hamstern beobachtet und später auch auf das übertragen, was beim Menschen zu Langeweile und daraus resultierend zur Suche oder *Sucht* nach immer neuen Bildern von Frauen, Darstellungen und Varianten führt. Dieser Effekt findet sich bei vielen, die regelmäßig Pornografie konsumieren.

Seit 2019 fällt übermäßiger Pornokonsum unter zwanghaftes Sexualverhalten und gilt damit als psychische Krankheit. Entsprechend den diagnostischen Kriterien für eine Sucht erzielt das Filmeschauen irgendwann nicht mehr den gewünschten Effekt. Es braucht eine Dosissteigerung in Richtung mehr, härter und illegaler, um die gleiche Erregung zu erreichen wie zuvor. Forschende der Charité und des Max-Planck-Instituts für Bildungsforschung in Berlin konnten durch Untersuchungen im Magnetresonanztomografen nachweisen, dass intensiver Pornokonsum ähnliche Auswirkungen hat wie der Konsum harter Drogen. Betroffene zeigten eine Veränderung der Hirnstruktur im Belohnungszentrum des Gehirns. Je höher dabei der Konsum, desto kleiner wurde die graue Substanz im Belohnungszentrum. Die Oberflächenrezeptoren am Genital und die Dopaminrezeptoren im Gehirn nutzen sich ab. Das Gehirn gewöhnt sich also an extrem starke Erregung und braucht immer stärkere Reize – wie bei Drogensüchtigen.

Auch die Gefühls- und Gedankenwelt wird von solchen Bildern geprägt. Die Fantasie ist irgendwann voller pornografischer Bilder,

---

6 MILF: *Mothers I'd like to fuck.*

die entkoppelt sind von der Partnerschaft und intimen Gefühlen zueinander. Ihre Partner oder Partnerinnen sind für starke Nutzer nicht mehr erregend. Wer also viele Pornos schaut, dem kann intime partnerschaftliche Nähe bald schwerfallen. Manche Betroffene geben an, dass sie nicht mehr in der Lage sind, eine physische sexuelle Beziehung zu führen, weil das reale Gegenüber das sexuelle Erlebnis störe. Irgendwann wird es also unmöglich, Sex mit jemandem zu haben, den man liebt. Das kann auch bei jungen Männern zu erektilen Dysfunktionen und bis zur Impotenz führen.

Neben den psycho-physischen Auswirkungen gibt es auch eine ethische Dimension. In vielen Pornos werden Frauen gequält und erniedrigt, und es gibt eine Tendenz zu immer gewaltvolleren Handlungen. Der Basler Biologieprofessor Haag-Wackernagel sagt in einem Interview, dass der Horror, der mit den Frauen gemacht werde, eigentlich nur »mit Lokalanästhesie« vorstellbar sei, was auch der tatsächlichen Praktik entspricht.

Die Doppel- und Dreifachpenetration sowohl vaginal als auch anal breitet sich immer mehr aus. Inzwischen gibt es beispielsweise ein Pornogenre nur für Analschmerz, in dem die verletzten Analrosetten in Nahaufnahme gezeigt werden. Die Frauen tragen häufig Krankheiten davon wie Tripper, einen Prolaps (Herausfallen) des Anus oder signifikant häufigere Stuhlinkontinenz.

Manche Leserinnen und Leser werden jetzt sagen: »Ja klar, wissen wir das. Aber ich schaue mir nur kuschelige Szenen an« oder »Ich kann das trennen von der realen Welt«. Doch können wir das wirklich?

Vor allem Jugendliche sind durch die Effekte besonders gefährdet. Das liegt daran, dass in Pubertät und Adoleszenz die hemmenden Strukturen der Großhirnrinde noch nicht vollständig entwickelt sind. Mit diesen kortikalen Strukturen können wir uns kognitiv bremsen und regulieren, wenn wir beispielsweise logisch erkennen, dass uns etwas nicht guttut. Die Belohnungszentren sind in diesem Alter dagegen voll ausgereift. So kann die Wurzel für spätere Süchte angelegt werden.

Wir Menschen lernen vor allem aufgrund dreier Gesetze:

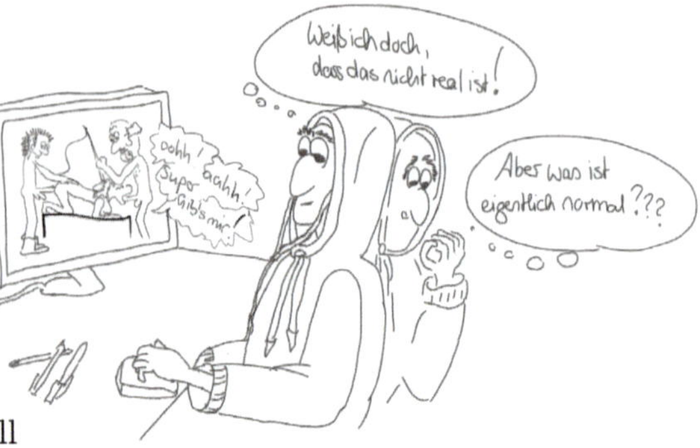
oohh!
Super
aahh!
Gib's mir!
Weiß ich doch, dass das nicht real ist!
Aber was ist eigentlich normal???

- Lernen am Modell
- Lernen durch starke Gefühle und
- Lernen durch Wiederholung.

Beim Pornokonsum sind alle drei Lerngesetze gegeben. Jugendliche wie Ältere lernen beim teils täglichen Konsum bestimmter Praktiken und teils gewaltvoller, frauenerniedrigender Bilder am Modell, was scheinbar alltäglich ist. Sie lernen mit so intensiver Wiederholung, wie es sich jede Mathelehrerin und jeder Klavierlehrer wünschen würde. Und sie lernen durch die Koppelung des Gesehenen an starke Gefühle. *Operantes Konditionieren* oder Lernen durch Belohnung heißt das in der Fachsprache: Die körperlichen Reize beim Betrachten der Bilder und Hören der Geräusche prägen sich ins Gehirn, weil sie durch eine starke Aktivität der Belohnungssysteme und Ausschüttung eines Cocktails an glücklich machenden endogenen Opioiden begleitet und so konditioniert werden.

Wir haben in einem vorigen Kapitel vom Prozess der Erotisierung gesprochen. Aufgrund der Wiederholungen und der starken körperlichen und emotionalen Resonanz werden so also erotische Vorlieben geschaffen und gefestigt. Es kann zu einer Erotisierung von Schmerz, Gewalt und Machtausübung kommen. Manche betroffenen Menschen verlieren das Interesse an »normalem« Sex, andere erleben eine Senkung ihrer Hemmschwelle zu aggressiverem Verhalten. Bei vielen Konsumenten kommt es zu einer zunehmenden Vermeidung echter sozialer und erotischer Kontakte und zu wachsender Isolation und Vereinsamung.

NoFap ist eine Bewegung im Internet, die dazu aufruft, den Konsum von Pornografie und Selbstbefriedigung freiwillig auf null herunterzufahren. Der Begriff ist abgeleitet vom Slangbegriff für männliche Masturbation *to fap*. Unterschieden wird zwischen einem *soft mode*, bei dem ohne Pornografie weiterhin masturbiert werden kann, einem *normal mode* und einem *hard mode*, bei dem auch beim Geschlechtsverkehr auf den Orgasmus verzichtet werden soll. Es gehe allerdings nie um den Verzicht auf partnerschaftliches Zusammensein und Intimität.

In Untersuchungen konnten bei Probanden nach längerer Pornoabstinenz einige Effekte nachgewiesen werden: Sie seien vor allem geduldiger geworden, und ihre Fähigkeit zum Bedürfnisaufschub sei gewachsen. Weiterhin seien die Probanden altruistischer geworden, gewissenhafter, weniger neurotisch, weniger risikoavers und sie gingen mehr aus sich heraus.

Prostitution

Die Themen Prostitution, Pornografie und Trauma sind teilweise miteinander verknüpft. Sicher gibt es Frauen und auch Männer, die Sex mögen und für die Sexarbeit ein angenehmer Neben- oder Hauptverdienst ist. Insbesondere das mediale Bild ist von diesen frei erwerbstätigen Sexarbeiterinnen geprägt. Für einen Großteil der Prostituierten sind die zentralen Motive jedoch Armut, Sucht oder Zwang. Eine Studie der Generaldirektion Interne Politikbereiche des Europäischen Parlaments 2014 sollte bewerten, ob Prostitution grundsätzlich freiwillig sein kann oder eher eine Menschenrechtsverletzung von Frauen darstellt. Alle Quellen in dieser Untersuchung zeigten, dass 70–90 % der Prostituierten von kriminellen Gruppen in die Prostitution gezwungen werden. Viele Menschen, die ihren Körper kommerziell anbieten, machen das nicht, weil ihnen Sex Spaß macht. Untersuchungen zeigen, dass 43–69 % der Frauen in ihrer Kindheit sexuelle Gewalt erlebt haben.

Eine 2003 in neun Ländern durchgeführte Studie ergab, dass ein Großteil (68 %) der Prostituierten an einer schweren posttraumatischen Belastungsstörung, in ihrer Ausprägung vergleichbar der von Vietnamveteranen inklusive Dissoziation, litt. Im vorigen Kapitel habe ich erklärt, wie sexuell traumatisierte Frauen ihre Übergriffe bewältigen: Einige vermeiden Sex eher, andere entwickeln ein eher promiskuitives Verhalten. Sie haben gelernt, Sex »zu mögen«, sie dissoziieren, also »beamen sich« in Triggermomenten aus dem Körper und lassen diesen seinen Job verrichten. Oder sie haben gelernt, die vermeintliche Machtumkehrung zu erotisieren. Dieser dissoziierte Zustand ist ein sogenannter Trauma-State, also ein Bewusstseinszustand, der im Trauma entstanden ist und die traumatische Situation immer wieder reinszeniert. Er verunmöglicht der betroffenen Frau einen gesunden, stimmigen Kontakt zu ihrem Körper, seinen Grenzen und seinen Bedürfnissen und blockiert den echten sozialen Kontakt nach außen. Viele Aussteigerinnen und Betroffene sagen, sie haben verlernt, zu fühlen oder sich zu spüren.

Sich gegen Pornografie und Prostitution zu positionieren ist aktuell in Deutschland unpopulär, in dem Land mit einem der liberalsten Prostitutionsgesetze, das auch als »Bordell Europas« bezeichnet wird. Ich gehe davon aus, dass auch hier – ähnlich wie in Schweden, Frankreich oder Irland, wo Sexkauf verboten ist – in den nächsten Jahren ein Bewusstseinswandel in Richtung Entmystifizierung angeblicher sexueller Selbstbestimmung von Frauen durch Prostitution stattfinden wird. Nach meiner Einschätzung gibt es bei der Prostitution Opfer auf beiden Seiten: Unzähligen Frauen und Kindern wird aufgrund der großen Nachfrage unsägliches Leid zugefügt. Viele der konsumierenden Männer dagegen generieren ihre sexuellen und Beziehungsstörungen selbst. Ihre Haltung und Erfahrungen mit Prostitution prägen den Blick auf ihre Sexualität, die Frauen, die sie umgeben, und auch auf ihre eigenen Partnerinnen oder Partner.

(Un-)Gleichberechtigung

Das Thema Sexualität ist immer wieder durchzogen von der jahrtausendealten Ungleichbehandlung der Frau. Obwohl viele Frauen heute postulieren, wir seien gleichberechtigt, sind auch in der Gegenwart und unserer vermeintlich so offenen abendländischen Kultur patriarchale Machtverhältnisse so tief in uns Frauen und Männern verankert, dass wir sie täglich bewusst oder unbewusst reinszenieren. Beispiele dafür gibt es genug. So ist es für Jungs immer noch eher akzeptiert, viel Lust auf Sex zu haben, sich mit vielen wechselnden Beziehungen in die Männlichkeit hinein zu experimentieren und später auch Außenbeziehungen zu haben. Frauen gelten bei gleichem Verhalten viel schneller als Schlampe, Bitch oder Flittchen.

Orgasm Gap

Stellen Sie sich vor, ein Paar möchte zusammen eine Bergwanderung machen, um auf dem Gipfel den Sonnenuntergang zu erleben. Nach der Hälfte der Strecke hat er keine Lust mehr, sich ihrem langsamen Tempo anzupassen. Zuerst zieht er sie noch mit, läuft aber irgendwann vor und ruft ab und zu »Kommst du?« zurück.

Sie, unter Druck, versucht, ihr Tempo zu steigern. Ungeduldig sprintet er ihr einfach davon. Frustriert bleibt sie auf halber Höhe stehen und sieht zu ihm hoch, der ganz oben einen Jubelschrei ausstößt.

Dann kommt er zurückgelaufen – allerdings nicht, um ihr die Hand zu reichen, damit sie es auch noch glücklich nach oben schafft. Nein, er sagt: »Ach nee, jetzt bin ich müde. Das ist mir zu anstrengend.«

Anstatt auf den Aufstieg zu bestehen, dreht sie um und sagt sogar, dass die Aussicht von hier auch total schön war und das reichen würde. Sie möchte nicht, dass er sich als Partner schlecht fühlt. Zudem schämt sie sich, weil sie nicht schnell genug war: Selber schuld, denkt sie. Die meisten Frauen könnten sicher locker mit ihm mithalten. Er hatte das auch öfter schon mal erwähnt.[7]

Wie eine Metastudie im Jahr 2020 zeigte gibt es auch in durchschnittlichen heimischen Betten einen *gendered orgasm gap*, also eine geschlechtsspezifische Orgasmuslücke. So erleben Frauen den heterosexuellen Sex generell als weniger lustvoll und haben nur in ⅓ der Begegnungen Orgasmen, während Männer in ¾ aller Fälle kommen. Fast ⅕ aller Frauen kommen dabei selten oder nie. Demgegenüber steht nur einer von 50 Männern, der beim heterosexuellen Sex nicht kommt.

7 Zitiert nach Karina Lübke: Und wann kommst du? In: GEO WISSEN Gesundheit Nr. 18, Sept. 2021, S. 66.

Viele Männer und Frauen denken, dass die Biologie der Frau so wahnsinnig kompliziert sei, und akzeptieren das mit einem Schulterzucken. Doch dass es nicht an der Unfähigkeit der Frauen liegt, zeigt sich beim lesbischen Sex. Hier kommen Frauen fast doppelt so oft wie beim heterosexuellem Sex. In einer anderen Studie wurden bisexuelle Frauen untersucht. Es zeigte sich, dass nur jede 14. dieser Frauen beim Sex mit Männern zum Höhepunkt kam. In den Begegnungen mit anderen Frauen waren es 2/3. Und es handelte sich um dieselben Frauen. Machen Männer und Frauen beim Heterosex also etwas falsch? Oder spielt der Orgasmus der Frau hier keine so große Rolle?

Die massenhafte Darstellung, wie Sex in unserer Gesellschaft gemacht wird, hat Auswirkungen auf das männliche und weibliche Selbstbild und deren Erwartungshaltungen. So gibt es zahlreiche Studien die belegen, dass Frauen weniger Interesse am Geben von Oralsex haben (Fellatio) und es dennoch doppelt so oft tun, als sie ihn empfangen (Cunnilingus). Ähnlich ist es mit Analsex. Und doch tun es Frauen heutzutage zunehmend oft – für ihren Partner und um nicht in die frigide Ecke gerückt zu werden. Analsex ist der neue Oralsex.

Die Verhütung ist ebenfalls seit Jahrhunderten eine Frauenangelegenheit. Frauen nutzen Diaphragmen und schlucken Hormone, um vor ungewollter Schwangerschaft geschützt zu sein, die maßgeblich *ihr* Leben verändern würde. Kondome, die zusätzlich den Vorteil des Schutzes vor Geschlechtskrankheiten hätten, gelten als umständlich und sind unbeliebt – weil sie den Spielfluss unterbrechen, aber auch die Empfindungsfähigkeit des Mannes reduzieren. Operative Methoden zur Unterbindung der Zeugungsfähigkeit wären bei Männern deutlich billiger, komplikationsärmer und sogar reversibel, werden jedoch auch eher bei Frauen durchgeführt. In den letzten Jahren gab es dennoch diverse Anstrengungen einiger Pharmakonzerne, sich um männliche hormonelle Verhütungsvarianten zu kümmern. Diese wurden mangels Akzeptanz der Konsumenten und wegen potenzieller Nebenwirkungen praktisch alle im Entwicklungsprozess eingestellt. Doch auch die weibliche hormonelle Empfängnisverhütung hat Nebenwirkungen.

Die feministische Kritik an vielen Aspekten zur Art und Weise, wie wir in unserer Gesellschaft Sexualität leben, ist in meinen Augen berechtigt. Und gleichzeitig hat sie das Potenzial, anstatt zu verbinden, die Geschlechter weiter voneinander zu entfernen und innere Aversionen zu zementieren, wo auch selbstbewusste Neugier stehen könnte. Ich möchte in diesem Buch den Spagat versuchen, meine feministische Wachsamkeit beizubehalten, einen wohlwollenden Blick auf die vielen (neuen) Männer zu werfen, welche mit den gezeigten Szenarien gar nicht so happy sind. Vor allem möchte ich zeigen, dass es eine Art und Weise gibt, Erotik und Sexualität zu leben, die nicht entfremdet, sondern verbindet. Ich möchte zeigen, dass es partnerschaftliche Sexualität gibt, die nicht prüde ist, sondern lustvoll und die nicht verletzt, sondern heilt.

Zum Schluss noch ein Tipp zum Umgang mit Autonomiebereich und Grenzen: Das Zustimmungskonzept oder *Sexual consent*, bei dem es ein klares »Ja« zum Geschlechtsverkehr braucht, breitet sich rasant aus. Einige von uns werden noch denken: »Wie anstrengend! ›Nein‹ heißt ›nein‹, das ist doch klar und muss nicht mit Worten ausgedrückt werden. Es stört doch die ganze Atmosphäre!« Doch leider sind viele von uns noch von patriarchalen Gesetzen und Gedanken geprägt: »Dieser Blick ist eindeutig – ich küsse sie. So, wie sie sich räkelt – jetzt dringe ich in sie ein.« Also: Wer A sagt, muss auch B sagen. Hier kann das Zustimmungskonzept helfen, Grenzen zu setzen. Manchmal ist nämlich Küssen noch okay, Anfassen auch, aber nicht Eindringen.

Die Rückkopplung und Erlaubnis kann auch sexy sein und helfen, *langsamer und achtsamer* miteinander zu werden. Jetzt kommt nämlich eine Brise mehr Wahrnehmung und Spannungssteigerung durch Entschleunigung dazu. Was vorher trieb- und reflexhaft durchgehastet wurde, ist auch schnell vorbei. Aber überlegen Sie mal, wie sich das anfühlen würde, wenn jemand in einer spannenden Situation fragt: »Darf ich unter dein T-Shirt fahren …?« Der oder die andere ist bereit und sagt ja, muss aber noch ein paar wahnsinnig aufregende Augenblicke warten, wann die Hand endlich kommt, wie sich das wohl anfühlen wird und wo sie überall hinwandern wird … Viel Spaß!

Alles Wissenswerte in Kürze

Viele Menschen denken, Sex sei das Natürlichste von der Welt, und es gäbe Menschen, die sexuelle Naturtalente sind. Sie glauben, es müsse doch von allein funktionieren, wenn beide sich nur richtig lieben. Das ist leider und glücklicherweise ein Irrtum. Denn Sex ist gelernt. Und alles, was wir gelernt haben, können wir auch wieder verlernen oder umlernen, wenn wir wollen. Wichtige Prägungen unseres sexuellen Erlebens und Verhaltens entstehen bereits in frühster Kindheit durch das Modell der Eltern sowie durch erste eigene Erfahrungen und sind auch kultureller und gesellschaftlicher Natur.

Im Laufe des Lebens entwickeln die meisten Menschen einen Modus, mit dem sie ihre Erregung auslösen, selbst steigern und – wenn es gut läuft – auch zum Höhepunkt kommen können. Alle Erregungsmodi haben dabei Vor- und Nachteile. Neben der körperlichen Dimension gibt es auch eine emotional-kognitive, mit der wir die Möglichkeit haben, Menschen, Dinge oder Verhaltensweisen zu erotisieren. Auch die Erotisierung ist ein ganzheitlicher Prozess, bei dem das Genital mit Gedanken und Gefühlen gekoppelt und konditioniert wird.

Viele sexuelle Störungen der Funktion und der Libido haben heute mit dem Konsum von Pornografie zu tun. Das Thema polarisiert stark, weil fast alle es tun oder getan haben. Der intensive Konsum von Pornografie kann durch Abstumpfung der Dopamin- sowie der Oberflächenrezeptoren des Genitals zu Erektions- und Empfindungsstörungen und zu Suchtverhalten führen. Die starke Resonanz aus der Selbstbefriedigung mit Pornografie im Vergleich zur schwächeren Resonanz aus dem partnerschaftlichen Sex kann die Libido stören und dazu führen, dass Paarsex vermieden wird. Die Problematik ist eng verknüpft mit dem Thema Trauma, da in der Pornoindustrie wie in der Prostitution häufig traumatisierte Frauen beschäftigt sind, die dadurch in Pathologie und Abhängigkeit gehalten werden.

3 RIESENTHEMA: DRUCK UND VERMEIDUNG

Wir haben gesehen, dass es viele Dinge gibt, die unsere Art, Sexualität zu leben und erleben, beeinflussen. Es sind vor allem alte und neue Lernerfahrungen, die sich in Koppelung mit häufiger Wiederholung und starkem hormonellen Feedback eingeprägt haben. Doch es gibt noch andere Komponenten, die einen starken Einfluss auf unser Erleben und unsere Libido haben – und das sind paardynamische. Eines der häufigsten Probleme menschlicher Sexualität ist das unterschiedliche sexuelle Verlangen.

Lust oder Pflicht?

> » *We are oversexed but underfucked.* «

Der bekannte Sexualtherapeut David Schnarch zitierte gern diesen bekannten Satz von Ariadne von Schirnach (wer es zuerst gesagt hat, bleibt offen). Auf einer Weiterbildung in der Nähe von Ulm sagte er außerdem:

Wenn die Menschheit ausstirbt, dann, weil sie keine Lust mehr auf Sex hat.

Was sich vorige Generationen noch händeringend erkämpfen mussten, liegt heute an jedem Kiosk und ist per Internet 24/7 und unbegrenzt verfügbar: *Sex to go*. Wir dürfen es nicht nur tun – wir *sollen* auch! Und zwar möglichst heiß und oft und variantenreich und außergewöhnlich. Es ist nicht mehr hart erkämpfter Luxus oder trickreich ermogeltes lustvoll-schmutziges Geheimnis, sondern es *muss* sein! Wer normal ist, *muss* Sex haben.

Aber Achtung! Was passiert mit den Dingen, die sein *müssen* und die wir im Überfluss haben? Richtig: Wir wollen sie plötzlich nicht mehr. Das ist die einfache Gleichung menschlichen Verlangens:

- Mangel weckt Begehren.
- Überangebot produziert Langeweile.
- Und Druck erzeugt Widerstand.

Die Beispiele dafür sind unerschöpflich. Wo soll ich anfangen?

Vielleicht ist Ihnen in Corona-Zeiten ein interessantes Phänomen aufgefallen: Kinder gingen wieder gern zur Schule! Wann haben Sie das schon mal erlebt? In unserer Welt des Wohlstandes und der Schulpflicht gab es vor Corona bei Kindern meist eher einen Widerstand gegen die Schule bis hin zur Schulverweigerung. Anekdoten von Kindern, die in armen Ländern gern freiwillig kilometerweit zur Schule laufen, konnten unseren Kindern allenfalls ein Schulterzucken entlocken. Aber das Verbot der Schule, Lockdown, geschlossene Klassen und Ausgangssperren ließen die Lust auf Schule plötzlich auflodern.

Oder nehmen wir das Beispiel Leckereien: Sie liebt Magnum Mandel. Gönnt sie sich alle zwei bis drei Monate nach einem harten Arbeitstag oder einem gelungenen Projekt ein Eis, ist es ein Hochgenuss.

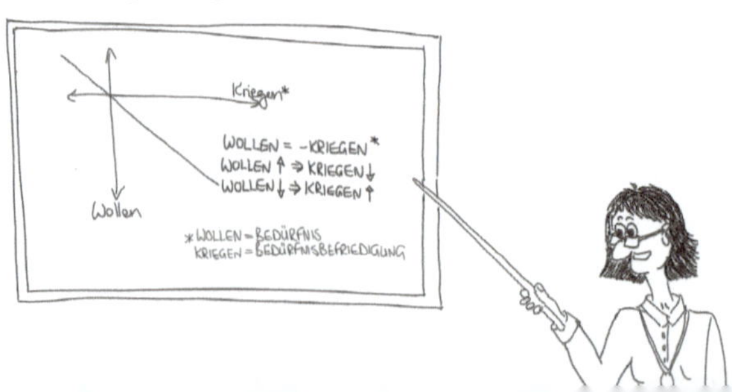

Baut sie es in ihren Alltag ein und isst es über drei Monate täglich, wird es langweilig. Bei den Themen Essen und Sexualität gibt es viele Parallelen. Denn Lust und Appetit sind durchaus miteinander verwandt: Sie sind beide unwillkürlich und flüchtig und sie produzieren bei Druck das Gegenteil.

Verlangensdynamik

Diese Dynamik zeigt sich auch in Partnerschaften, denn auch Paarbeziehungen sind lebende Systeme. Und jedes lebende System strebt nach Homöostase, d. h. Gleichgewicht. Bewegt sich der eine extremer in die eine Richtung, so rückt der oder die andere extremer in die andere Richtung, um das System auszugleichen. Das kann sich immer weiter steigern. Je größer der Mangel, die Not und der Druck auf der einen, umso geringer das Interesse bis hin zu Lustlosigkeit und Verweigerung auf der anderen Seite.

Verlangensunterschiede zeigen sich bei Paaren in allen Lebensbereichen: Er legt beispielsweise mehr Wert auf Ordnung, sie nicht so sehr. Aber wenn geputzt wird, muss es für sie sehr sauber sein. Das ist ihm nun nicht so wichtig. Er braucht seine Männerabende, hat gern Besuch und Geselligkeit – sie nicht so sehr, für sie ist es

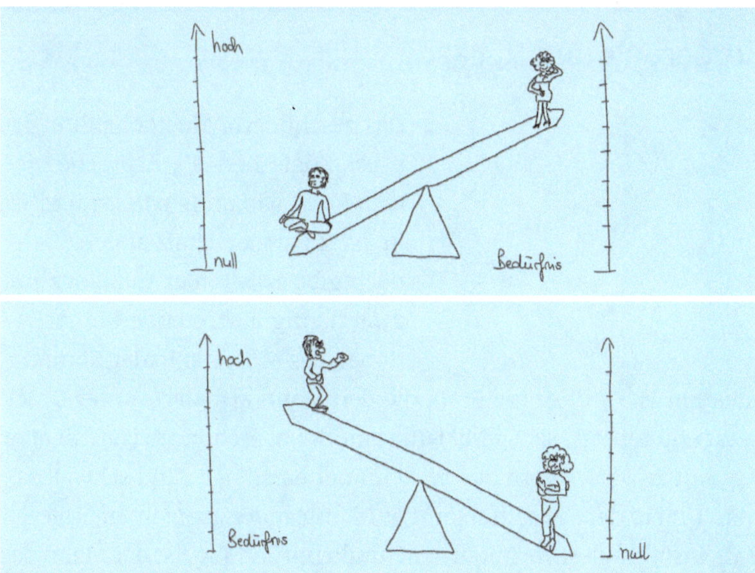

anstrengend und bedeutet mehr Arbeit. Sie möchte sich gern mehr mit ihm unterhalten, möglichst über emotionale Themen oder über Kultur oder Politik. Er findet das auch wichtig, aber nicht so wichtig wie sie. Er hätte gern mehr Sex, ihr ist das zu viel.

Diese menschlichen Gesetzmäßigkeiten hat David Schnarch in einer partnerschaftlichen Regel beschrieben: In jeder Partnerschaft gibt es zu jedem Thema einen *Verlangensstärkeren* und einen *Verlangensschwächeren*. Das kann sich übrigens auf sehr hohem Niveau bewegen, sodass beide recht viel wollen, oder auf eher niederem Level. Doch bei genauer Betrachtung gibt es überall einen oder eine, die etwas mehr oder etwas weniger will.

Und es gibt noch eine Zusatzregel: Der oder die Verlangensschwächere „kontrolliert" die Dynamik. Wer z. B. mehr Ordnung oder mehr Sex will, kann sich auf den Kopf stellen, bitten, betteln, flehen, drohen oder es eben allein machen. Aber niemand kann den anderen zu mehr zwingen. Der Verlangensschwächere kontrolliert die Dynamik.

Damit ist keineswegs eine Aussage über das Leid auf der einen oder anderen Seite getroffen. Und oft gibt es auch eine Resignation oder ein Sich-zur-Verfügung-Stellen aufseiten des Verlangensschwächeren. Doch klar ist: Meist leiden beide Seiten massiv und umso mehr, je weiter sie sich voneinander entfernt haben.

Forderung und Rückzug

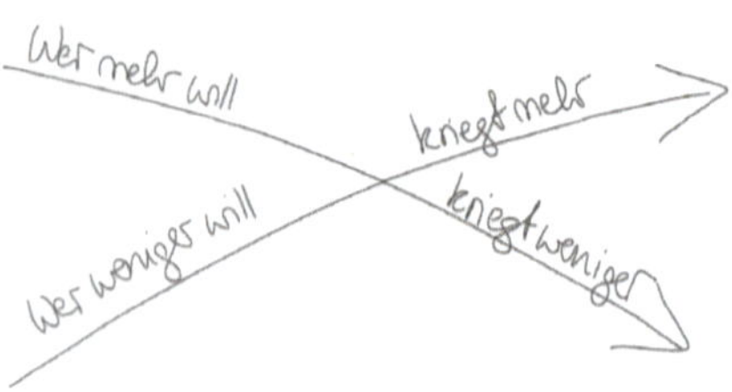

Das geschilderte Muster heißt in der psychologischen Fachsprache *demand and withdraw pattern* und ist in jeder Partnerschaft anders. Dennoch gibt es bei aller Individualität zwei häufig auftretende Konstellationen des Musters: In der Kommunikation ist es öfter die Frau, die den Mann kritisiert, unter Druck setzt und fordert, sich verbal und emotional mehr zu zeigen. Er aber beginnt zu verweigern und wird immer einsilbiger und schweigsamer. Und in der Sexualität läuft es häufig andersrum. Im häufigeren Fall, insbesondere in Zeiten der Familiengründung, ist der Mann der

Verlangensstärkere und die Frau diejenige, die irgendwann nichts mehr spürt und will. Kausalitäten sind hier willkürlich gesetzt. Oft weiß niemand mehr, ob die Henne oder das Ei zuerst da war. Denn es kann auch die Frau sein, die z. B. aufgrund der Geburt von Kindern oder durch immer monotoner werdende Annährungsmuster das Interesse verliert. Sie geht damit einen Schritt in Richtung Lustlosigkeit und entfernt sich von ihm. Der Mann spürt das, fürchtet zu Recht um den Verlust der Bindung und weist auf den Verlust hin. Sie fühlt sich unter Druck gesetzt und spürt noch weniger Verlangen. Jetzt bekommt er es mit der Angst zu tun und macht aktiv mehr Druck – was verständlicherweise das Gegenteil bewirkt.

Oder er beginnt sich zu verändern: Er hat mehr Stress oder viele Freunde mit neuen Partnerinnen und aktivem Sexleben und will mehr, um mithalten zu können oder um sich besser zu entspannen. Sie spürt: Wenn sie über ihre Bedürfnisse geht, kippt ihr eigenes Verlangen, sodass sie bremst. Jetzt zeigt er seinen Stress zunehmend, und tatsächlich kippt ihr Verlangen weg, weil sie es nicht mehr aus eigenen Stücken geben kann, sondern es eingefordert wird. Und so fort ...

Obwohl in heterosexuellen Langzeitbeziehungen immer noch Männer die Verlangensstärkeren und Frauen die Verlangensschwächeren sind, gibt es einen neuen Trend: In der Generation Y und Z, sehen wir immer häufiger selbstbewusste Frauen als die Verlangensstärkeren und eher verunsicherte Männer, die weniger wollen. Hinter dem offiziell geringeren Auftreten wird in Fachkreisen eine hohe Dunkelziffer vermutet, weil Männer ja eigentlich immer können und wollen sollten und die weibliche Rollenerwartung ihr die stärkere Lust im Gegenzug abspricht.

AUS DEM WIRKLICHEN LEBEN: EMMA UND SEBASTIAN

Heute ist Samstag. Am Samstag passiert es meistens. Sie weiß das schon. Er hat Zeit und ist entspannt, er will Sex. Schon am Morgen denkt **EMMA** daran, dass es wieder so weit kommen wird. Sie scannt gestresst in ihrem Kopf, wo sie irgendwie einen Funken Lust herkriegen könnte. Hektisch vervollständigt sie die Einkaufsliste und registriert deutlich, dass er heute Morgen besonders freundlich, zärtlich und hilfsbereit ist. Klar, er wartet nur auf die nächste Gelegenheit! Die Kinder kann sie auch nicht vorschieben, sie sind an diesem

Wochenende im Zeltlager. »Nein, die Kinder sind nicht vorgeschoben, es geht einfach nicht, wenn sie da sind«, korrigiert sie sich. »Aber jetzt sind sie ja weg, warum kommt die Lust dann nicht?«

SEBASTIAN lässt sich von Emmas Hektik nicht aus der Ruhe bringen. Er sieht ihren Stress, ist voller Mitgefühl, weil sie angeblich so viel zu tun hat, und möchte sie echt unterstützen. Gleichzeitig sind auch seine Antennen schon auf Alarm: Wenn er sie anfasst, wendet sie sich eine Spur schneller ab. Seinen freundlichen Blicken weicht sie aus. »Was ist los? Wird es heute etwa wieder nichts werden mit ihnen beiden? Wir hatten jetzt seit drei Wochen keinen Sex. Der Grund waren immer die Kinder, die sind doch jetzt weg?« Sebastian versucht, ruhig und zugewandt zu bleiben. In seinen Augen hat sich bei ihm nichts verändert, nur Emma war früher offener, lustvoller. Er kann sich das nicht erklären, doch er kann auch seine beginnende Angst spüren.

Den Tag verbringen beide dann doch recht unverbunden. Emma fällt noch ein, dass sie dringend bei den Großeltern vorbeischauen muss, denn ihr Vater hat sie gebeten, ein Medikament mitzubringen. Außerdem muss die Zeit genutzt werden, die Wäsche- und Bügelberge abzuarbeiten. Heute Abend möchte sie etwas Besonderes kochen, sie sollen es ja schön haben miteinander. Und Sebastian ist ja wirklich freundlich heute und unterstützend.

Nach dem Essen nimmt er Emmas Hand und versucht sie zu küssen. Sie wischt ihn noch mal beiseite und bittet darum, erst die Küche sauber machen zu dürfen. Auch da geht er ihr zur Hand, dann machen sie sich auf den Weg zur Tagesschau. Bei seinem Versuch, Emma in den Arm zu nehmen, spürt er, wie sie sich immer mehr versteift. »Sei doch nicht wieder so kompliziert« schreit es in ihrem Kopf. »Was bist du für eine Frau! Du liebst ihn doch, er bemüht sich so, was ist bloß los mit dir?!«

Emma versucht, ihren Widerstand zu zügeln und wehrt sich nicht, als Sebastian zärtlich unter ihr T-Shirt fährt. »Oh super, jetzt ist der Weg endlich frei. Heute wird es was«, denkt Sebastian und spürt seine Erektion in der Hose. Seine Hand wandert zu ihrem BH, öffnet ihn und sucht zielsicher ihre Brustwarzen. »Das mag sie doch immer, hier ist sie besonders leicht erregbar«, weiß er noch aus früheren Jahren.

Doch leider haben diese Griffe in der letzten Zeit nicht mehr besonders gut funktioniert ... Er greift gleich besonders heftig zu und bemüht sich redlich. »Keine Reaktion?«, denkt Sebastian und wandert mit der Hand in Emmas Hose. Seine Finger suchen die Vulva und schließlich die Klitoris, um auch dort zu reiben. »Das brachte Emma doch früher in Fahrt ...?« Emma spürt Sebastians Drängen an der Intensität seiner Griffe. Er versucht, lieb zu sein, und küsst sie dabei, doch Emma spürt deutlich, was er will. Und wie dringend. »Früher war er viel zärtlicher. Inzwischen braucht er nur noch ein Loch!«, fährt es ihr durch den Kopf. Dann schimpft sie mit sich selbst: »Machs ihm doch nicht so schwer. Früher konntest du doch auch was empfinden! Streng dich an.« Sie versucht, sich unter Druck an irgendeine erotische Fantasie zu erinnern, die sie vorige Woche mal im Traum hatte. »Wie war das noch gleich ... Das war doch erotisch ... Streng dich an!« Sebastian spürt Emmas abwehrende Haltung. Sie sagt zwar nichts, macht mit, aber irgendwas stimmt nicht. Es macht einfach keinen Spaß mehr so. Sie ist steif wie eine Leiche. »Aber ich brauche es jetzt, verdammt!«, denkt er verzweifelt und strengt sich immer mehr an, Emma zu erregen.

Plötzlich packt sie seine Hand und ruft: »Es geht so nicht! Ich kann nicht! Du machst mir zu viel Druck! Dauernd müssen wir miteinander schlafen!« In Sebastian kippt etwas. Er spürt nur noch ein Rauschen und Dröhnen in seinem Kopf, kann nicht mehr denken. Er springt auf, rennt aus dem Zimmer, schnappt sich seine Jacke und läuft kopflos mit Tränen in den Augen durch die Straßen, bis er sich ein bisschen beruhigen kann.

Im Café an der Ecke sitzt sein Kumpel Harald bei einem Bier. Er setzt sich dazu, und es bricht aus ihm heraus: »Ich halte das nicht mehr aus! Wir haben praktisch keinen Sex mehr. Ich muss froh sein, wenn sie mich noch alle paar Monate ranlässt ... Aber ein Vergnügen ist das nicht, kann ich dir sagen!«

»Arme Socke«, denkt Harald.

Auch Emma braucht eine Weile, bis sie sich ausgeweint hat. Dann ruft sie ihre Freundin an und klagt ihr Leid: »Ich halte das nimmer aus! Er macht mir dauernd Druck. Ich glaube, er ist sexsüchtig. Wenn's nach ihm ginge, sollten wir alle ein, zwei Tage miteinander schlafen. Aber das geht nicht bei mir. Ich brauche das nicht. Mir würde zweimal im Jahr reichen!«

»Boah, du hast es ganz schön schwer«, denkt ihre Freundin mitfühlend.

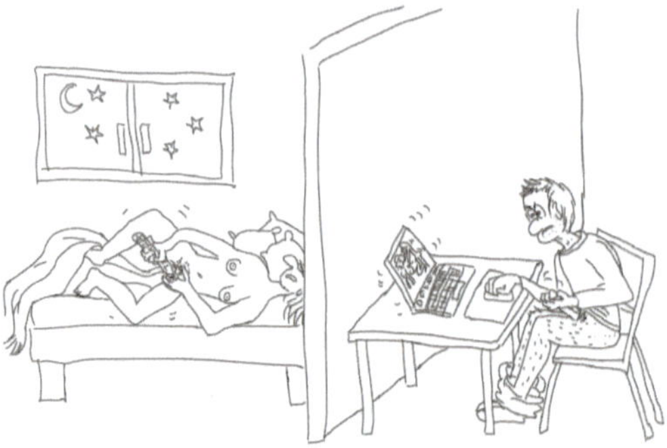

Ein Lösungsversuch dieses Beziehungsmusters ist in dem Trend zu sehen, die eigene Lust bevorzugt im Solosex zu leben und den Paarsex zu meiden. Der Rückzug kann dann daraus resultieren, dass etwa ein Streit im Raum steht oder die Beziehung sich im Alltagsstress unverbunden anfühlt. Außerdem ist der Höhepunkt mit dem Vibrator oder Womanizer schneller, einfacher und komplikationsloser zu erreichen als beim Paarsex. Es kann auch sein, dass die individuelle Lust auf Sex zwar da ist, aber er sich zurückzieht, weil er sich am Bildschirm viel schneller und unkomplizierter selbst versorgen kann. Oder aber er vermeidet den Kontakt, weil sein Penis zu streiken beginnt, denn beim Paarsex hat er manchmal Orgasmusstörungen, und die Versorgung, die er vom Solosex kennt, ist so viel spannender und wirkungsvoller. So kann der Konflikt vermieden werden, und der Beziehungssex klingt trotz vorhandener Lust aus. Frei nach dem Motto: Warum sich zusammen quälen, wenn's allein einfacher geht?

Je mehr die Verlangensdynamik polarisiert und festgefahren ist, umso schlechter lässt sich rekonstruieren, wer den Anstoß gegeben hat. Es ist auch müßig, denn: *Letztlich geht es für jedes Paar darum, den Rückweg in Richtung Mitte anzutreten.* Jeder muss sich klar machen, dass er oder sie in eine polarisierte Position gerutscht ist, die unter Umständen gar nicht viel mit den wirklichen eigenen Bedürfnissen zu tun hat. Es geht also darum, dass beide den Rückweg zur Mitte finden und sich dort wieder die Hand reichen.

Nähe und Distanz

Die polarisierte Eskalation ist den hohen Erwartungen an den jeweils anderen geschuldet. Doch wie sollen zwei Menschen mit alarmierten Nervensystemen, also in einem gefühlten Bedrohungszustand, da wieder herauskommen? Beide haben das Gefühl, etwas Elementares nicht zu bekommen: Das kann Nähe und Zuwendung sein, Stressabbau oder auch Verständnis und emotionale Zuwendung. Doch jeder befindet sich im gefühlten Mangel und damit im Alarmmodus. Und keiner kann in diesem Zustand viel geben. Jetzt kann es helfen, erst einmal einen Schritt auseinanderzugehen, aus der Erwartungshaltung an den anderen herauszukommen und sich wieder selbst zu beruhigen. Und dafür ist nicht der andere verantwortlich, sondern in erster Linie wir selbst!

Eine gesunde Partnerschaft braucht Nähe und Distanz. Damit meine ich nicht die Distanz, die durch polarisierende, feindselige Positionen entsteht. Es geht darum, einander liebevoll und verständnisvoll verbunden zu sein und dennoch immer wieder eigene Wege zu gehen. Viele Menschen haben ihre Antennen im dichten Kontakt ständig beim anderen. Gerade in der Distanz können wir uns wieder besser selbst spüren und regulieren. Und das ermöglicht danach wieder eine *echte* Annährung und *echte* Anziehung.

Das »richtige« Maß an Nähe und Distanz gibt es nicht. Es ist höchst individuell. Seit es Menschen gibt, suchen wir immer wieder nach einer für uns stimmigen Balance zwischen Autonomie und Bindung. Beide Pole gehören zu den urmenschlichen Grundbedürfnissen. Wir sind soziale Wesen und darauf angewiesen, stabile, sichere und vertraute Beziehungen zu haben. Gleichzeitig ist es ein ebensolches Grundbedürfnis, Kontrolle über das eigene Leben zu haben, sich nicht fremdbestimmt zu fühlen und frei zu sein. Dieses Dilemma balanciert jeder Mensch auf individuelle Art aus.

Fakt ist: Wir balancieren es auch in einer Partnerschaft niemals gleichermaßen aus. Es gibt immer einen Verlangensstärkeren und einen Verlangensschwächeren – sowohl, was Autonomie, als auch, was Bindung anbelangt. Und außerdem gilt: Eine gesunde, lebendige Partnerschaft mit Wachstumspotenzial und einer vitalen erotischen Beziehung braucht beides!

Viele Menschen bekommen Angst, wenn der oder die andere zum Beispiel allein verreisen oder ein eigenes Zimmer haben will. Sie wollen mit dem anderen ständig zusammen und fast verschmolzen sein. Aber zu viel Nähe erstickt alle Leidenschaft und auch alle

Individualität. Gleichzeitig ist das andere Extrem ebenso schädlich: Wird eine Partnerschaft zu lose und distanziert, so geht ebenfalls etwas Elementares, Verbindendes verloren. Der Kontakt zueinander schrumpft, und beide werden zunehmend unverbindlich oder gleichgültig. Unsere Bedürfnisse nach Nähe und Distanz oder nach Autonomie und Bindung auszubalancieren bleibt ein lebenslanges Thema und eine Kunst.

Autozentrierung

Eine dieser Künste ist die Fähigkeit zur *Autozentrierung*. Der Begriff stammt nicht aus dem Motorsport, sondern aus dem *Sexocorporel* und beschreibt das, was David Schnarch als Differenzierung bezeichnet: die Fähigkeit, immer wieder gut bei sich selbst und dennoch in Kontakt mit dem anderen sein zu können. Und Autozentrierung geht so:

Viele Menschen sind von klein auf darauf getrimmt, die Gefahr im Außen zu suchen. Sie haben das Gefühl, es nicht recht zu machen oder nicht okay zu sein. Sie haben übersensible Antennen, mit denen sie die Erwartungen ihrer wichtigen Mitmenschen lesen und versuchen, diese zu erfüllen, bevor es Ärger gibt. Vom Gegenüber brauchen sie eine eng definierte Reaktion, um sich sicher und geliebt zu fühlen. David Schnarch nennt das »gespiegeltes Selbstempfinden«. Betroffene brauchen das Lächeln im Gesicht des anderen, um das Gefühl zu haben: Ich bin okay. Nach innen gibt es keine vergleichbare Antenne. Was sie selbst wollen und brauchen oder wo die eigenen Grenzen sind, spüren sie nicht.

Im Bett sind diese Menschen ständig beim anderen, erregen sich an dessen Körper bzw. Erregung und sind glücklich, wenn es dem anderen gefällt. Ob es dabei fair zugeht, sie selbst genug bekommen oder selbst befriedigt werden, spüren sie nicht, oder es ist ihnen nicht wichtig. Diese Menschen bezeichnen wir in der Fachsprache als *heterozentriert*. Auch wenn das Rollenklischee vermuten lässt, dass überwiegend Frauen auf diese Art unterwegs sind, so finden wir im Bett und in Partnerschaften doch ebenso oft Männer mit einer heterozentrierten Haltung.

Doch es gibt auch die andere Seite der Medaille. Dabei handelt es sich um Menschen, die praktisch ständig mit sich selbst beschäftigt sind. Sie erhöhen sich selbst, denken nur an ihr eigenes Fortkommen und ignorieren dabei die Signale und Grenzen anderer. Ihr Denken ist erfüllt von Erwartungen, der andere möge sich doch bitte etwas mehr anstrengen, es ihnen recht zu machen. Die sogenannte *Egozentrierung* kann auch eine andere, selbstabwertende und belastende Färbung haben. Im Bett kann das so aussehen, dass er oder sie vor lauter Stress ständig damit beschäftigt ist, sich selbst zu beobachten. Der eigene Geist kreist nur noch um sich selbst sowie die eigenen Schmerzen und Sorgen und ist davon erfüllt, sich selbst zu kritisieren und abzuwerten. Das Gegenüber kann in diesem Stress gar nicht mehr wahrgenommen werden. Es ist also die andere Seite des Extrems und damit ebenso starr und ungesund.

AUS DEM WIRKLICHEN LEBEN: EMMA UND SEBASTIAN

Wenn **SEBASTIAN** Emma zum Sex verführen will, versucht er, es ihr besonders recht zu machen. Er hat keine eigene Meinung, widerspricht nicht und nickt ab, was sie vorschlägt. Er möchte sie milde stimmen, beobachtet sie dabei aber sehr gewissenhaft und konzentriert.

EMMA durchschaut das Geschehen nicht bewusst, aber ihre Neurozeption meldet: »Achtung! Er führt etwas im Schilde!« Sie kann es nicht zuordnen, aber es macht sie intuitiv aggressiv. Das ist leider das Gegenteil dessen, was Sebastian intendiert – also versucht er umso mehr, es ihr recht zu machen.

Was Emma besonders abturnt und damit das Gegenteil von Libido produziert, ist, wenn Sebastian sie fragt: »Sollen wir …?«

»Sollen wir jetzt bald mal was essen?«, »Sollen wir ein bisschen kuscheln?« … Sie spürt, dass er Angst hat vor ihrer Aggressivität und seine Wünsche hinter dieser Frage versteckt. Er möchte, dass die Kinder mit den Hausaufgaben beginnen, und fragt: »Sollen wir jetzt mal mit den Hausaufgaben beginnen?« Beim Spaziergang möchte er die Runde am Bach laufen und fragt: »Sollen wir heute hier lang gehen?«

Doch die Formulierung ist für sie zum Trigger geworden. Emma spürt, wie er sich versteckt, und das macht sie noch aggressiver. Sie ärgert sich über seine Feigheit und Profillosigkeit und möchte ihn nur anschreien. Das macht Sebastian so viel Angst, dass er versucht zu erspüren, was Emma besänftigen könnte. Dann kommt sein Vorschlag »Sollen wir es mal gut sein lassen mit der Hausarbeit für heute?« oder »Sollen wir jetzt vielleicht mal wieder bei der Oma anrufen?«. Doch es ist vertane Liebesmüh, Emma wird immer aggressiver und giftet ihn an: »Nein, das sollen wir nicht! Hast du eigentlich keine eigene Meinung?! Ich hab keine Ahnung, was duu willst, aber ich will das nicht!«

Jetzt überlegt Sebastian nur noch fieberhaft: »Welche Antwort könnte jetzt richtig sein?«, doch die Situation ist nicht mehr zu retten. Sie eskaliert, Emma rennt weg, Sebastian verstummt, und von Harmonie kann keine Rede sein.

Sowohl Heterozentrierung als auch Egozentrierung bzw. Egoismus sind langfristig ungesund. Doch was ist die Lösung? Moderne Kameras haben etwas, das heißt Autofokus. Genauso funktioniert auch die Autozentrierung. Richte ich die Kamera auf den Wald, so fokussiert sie die Ferne. Richte ich sie auf die Blüte vor mir, so fokussiert sie auf das Detail. Richte ich die Kamera wieder auf die Ferne, fokussiert sie erneut die Weite, und komme ich zurück zum Blütenblatt, so fokussiert sie das. *Autozentrierte Menschen* können wechseln zwischen der Wahrnehmung von sich selbst und dann wieder dem Gegenüber. Sie sind innerlich so stabil, dass sie die Bestätigung des anderen nicht brauchen. Sie können sich selbst bestätigen (»Selbst- statt Fremdvalidierung«). Und im Beziehungskontakt sind sie in der Lage, abwechselnd beide zu sehen. Sie sind nacheinander bei sich, bei ihren Gefühlen und Bedürfnissen und dabei auch immer wieder in Kontakt mit dem anderen. Sie können ihn sehen, seine Gefühle wahrnehmen, seine Bedürfnisse hören, ohne dass es sie aus dem Gleichgewicht bringt. Sie können die Persönlichkeiten trennen. Bei sich sein und in Kontakt:

> *Das bin ich und das bist du. Das sind meine Gefühle und das sind deine. Wenn ich sehe, dass du traurig bist, tut mir das so leid. Ich fühle mit dir, aber ich spüre, dass es nicht meine Traurigkeit ist. Ich spüre, wo ich selbst gerade stehe. Bin ich*

stabil, so kann ich dir eine Hand reichen, dich trösten, dir zuhören und Mut zusprechen. Bin ich selbst gerade nicht so stabil, so kann ich dir das sagen. Ich kann auch eine klare Grenze setzen, falls du das in deinem Stress gerade nicht verstehst. Ich übernehme selbst Verantwortung für meine Stabilität und sorge für mich, bis ich wieder stabil bin. Dann kann ich wieder auf dich zugehen. Und auch für deine Unterstützung offen sein oder dir meine Unterstützung anbieten. «

AUS DEM WIRKLICHEN LEBEN: ZUZANNA UND CARL

Früher war **ZUZANNA** ziemlich ängstlich. Sie hatte keinen guten Kontakt zu ihrem Körper und wollte vor allem bei den Jungs, mit denen sie im Bett war, einen guten Eindruck hinterlassen. In der Beziehung mit **CARL** hat sie gelernt, dass es auch ihr gut gehen darf. Dass sie auf sich selbst und ihre Bedürfnisse achten und den Sex genießen darf. In den ersten Jahren kostete sie das so aus, dass sie sich im Rückblick fast ein bisschen dafür schämt. Irgendwie war sie doch ziemlich egoistisch, ließ sich bedienen und gab nicht viel dafür.

Beim Sex heute stellt sie überrascht fest, dass sie sich weiterentwickelt hat. Inzwischen ist sie in der Lage, auch Carl beim Sex wahrzunehmen, ohne ihre eigene Erregung zu verlieren: Sie spürt, wie ihre Vulva anschwillt und immer gieriger nach dem Kontakt mit seiner Hand sucht. Das fühlt sich gut an (= sie ist bei sich). Jetzt merkt sie, wie fein sie gleichzeitig seine Reaktion lesen kann, ohne sich verunsichern zu lassen. Sie denkt: »Wo bist du gerade? Macht es dir auch Spaß?« (= sie ist bei ihm). Sie spürt, wie seine Hand hungrig ihrem Genital entgegenkommt und seine Finger neugierig den Eingang untersuchen. »Wow«, denkt sie, »Komm näher, komm in mich rein« (= sie ist bei sich). Doch seine Finger bleiben gelassen, wo sie sind, und wandern jetzt zu ihren Brüsten. »Huch, willst du gar nicht?«, durchfährt es sie kurz und sie richtet den Fokus wieder neugierig auf ihn (= sie ist bei ihm). »Doch! Er will. Er spielt mit mir! Wow, jetzt will ich es noch mehr« (= sie ist bei sich). Sie dreht sich auf ihn und neckt mit ihrer Vulva seinen steifen Penis. Das macht ihn so scharf, dass er in sie eindringen möchte. Sie hört es an seinem Atem und spürt die Intensität seiner Bewegungen (= sie ist

> bei ihm). Jetzt gibt sie nach und lässt ihn ein Stück weit in ihre Vagina gleiten. »Boah, fühlt sich das toll an, mach langsam, das will ich genießen!« (= sie ist bei sich). Carl ist gierig und will mehr, aber versteht ihre Zeichen, verlangsamt ebenfalls seine Bewegungen, um sie bewusster genießen zu können (= sie ist bei ihm). Und so fort …

Das Fundament: Selbstverantwortung

Eine funktionierende Partnerschaft beinhaltet auch, füreinander da zu sein, sich einander ungeschminkt zeigen zu können und trotzdem akzeptiert und verstanden zu werden. Die Partnerschaft ist eine unserer wichtigsten und wirkungsvollsten Ressourcen, die wir im Leben haben können. Es ist nicht nur eine romantische Vorstellung, füreinander da zu sein, aufgefangen zu werden und zu unterstützen, sondern liegt in unserer menschlichen, sozialen Natur. Wir haben ein Bedürfnis danach, auch dem anderen gutzutun und in einem lebendigen Geben und Nehmen zu schenken sowie auch selbst Unterstützung zu erhalten.

Gerät unser Organismus aufgrund unterschiedlichster Einflüsse jedoch unter Stress, so können zunächst subtil und später deutliche innerliche und äußerliche Eskalationsprozesse entstehen. Die innere Anspannung steigt, wir denken eher negativ und feindselig und kommunizieren weniger warm und konstruktiv. Der Mensch, der uns jetzt am nächsten steht, ist entweder ursächlich dafür verantwortlich oder gerät uns eher zufällig ins Visier, weil wir gereizt sind oder erhöhte Erwartungshaltungen an ihn haben. Jetzt kommt es oft zur Kollision, weil der andere entweder attackiert wird oder sich selbst gerade in instabiler Verfassung befindet. Auch wenn der andere grundsätzlich offen für die Unterstützung ist, so kann es passieren, dass er sich aufgrund des Tons angegriffen fühlt, deshalb defensiv reagiert und die Eskalation vorantreibt. Der Partner oder die Partnerin steht also nicht mehr zur gegenseitigen Unterstützung zur Verfügung, und die Partnerschaft erfüllt damit nicht ihre regulierende und stärkende Funktion. Es ist schwer, Unterstützung von jemandem zu bekommen, der sich gerade angegriffen fühlt. Wie kann ein Ausweg aus diesem Dilemma aussehen? Es gibt eine Regel, die hilft, auch unter Stress wieder zu einer Struktur zurückzufinden:

> Selbstverantwortung *vor* partnerschaftlicher Verantwortung!

... und ich möchte sie im Folgenden erläutern.

Sehr viele Menschen in Partnerschaften verharren im »Du«: »Wenn du endlich aufhören würdest mit xy, dann ...«, »Wenn du mal mehr ...«, »Ich mache das doch nur, weil du dauernd ...«. Diese Dynamik ist eine Sackgasse. Egal, um welche Themen es sich dreht: Veränderung und Entwicklung passiert erst, wenn wir für uns selbst Verantwortung übernehmen. Dazu gehört auch, Stopp zu sagen und verletzende Dinge nicht mehr zuzulassen. Und es gehört dazu, eigene Bedürfnisse zuerst selbst zu versorgen. Wir sind keine kleinen Kinder mehr, und der Partner oder die Partnerin ist nicht für unsere Versorgung zuständig. Das übermäßige Bedürfnis aneinander macht Druck. Es ist zuerst unsere eigene Aufgabe, uns selbst gut genug zu versorgen. Wenn wir wieder stabiler sind, können wir in Kontakt gehen. Wenn wir aber unterversorgt, verletzt oder anderweitig getriggert sind, reagieren wir aus einem Defensivmodus heraus – wir kämpfen, wir verteidigen uns oder wir resignieren. Damit reduzieren wir die Wahrscheinlichkeit, vom anderen das zu bekommen, was wir brauchen.

Vielleicht hilft Ihnen zum Verständnis das Beispiel mit der Sauerstoffmaske im Flugzeug? Flugbegleiterinnen und Lehrfilme präsentieren vor jedem Flug: Wenn die Luft knapp wird, setzen Sie die Sauerstoffmaske zuerst sich selbst auf! Auch wenn kleine Kinder und andere Hilfsbedürftige neben Ihnen sind. Wenn einem selbst die Luft ausgeht, dann können Sie nicht mehr helfen. Erst, wenn Sie selbst wieder atmen können, kümmern Sie sich um die anderen. Dafür ist die Autozentrierung so wichtig: Wir brauchen eine Wahrnehmung von uns selbst, um spüren zu können, wann wir in der Lage sind, in einen guten Kontakt zu gehen und zu geben. Und wenn das gerade nicht geht, sollten wir uns die Sauerstoffmaske zuerst selbst aufsetzen. Aus dieser Überlebensregel folgt die schlichte Paarregel:

Selbstregulation *vor* partnerschaftlicher Stressregulation – und Selbstverantwortung *vor* der Verantwortung für den anderen!

Eine stabile Partnerschaft besteht aus zwei stabilen Menschen, die nicht darauf angewiesen sind, vom anderen versorgt oder bestätigt zu werden. Sie wissen selbst, wer sie sind, was sie können und was sie sexuell und in anderen Lebensbereichen brauchen und wollen. Sie stehen beide auf einem Fundament der Selbstsicherheit und der Selbstverantwortung. Und sie können einander von dieser Position aus die Hand reichen.

Wenn wir uns selbst reguliert haben und wieder in einem kontaktfähigen Modus unterwegs sind, dann können wir Unterstützung annehmen oder geben. Einen Kaktus zu umarmen geht höchstens bei den eigenen pubertierenden Kindern, bei denen wir wissen, dass die Stacheligkeit zur Entwicklungsphase gehört. Einen erwachsenen Menschen zu umarmen, der ständig auf einen schießt, wäre Masochismus. Aber wenn der andere wieder beziehungsfähig ist, dann helfen wir gern. Menschen sind von Natur aus soziale Wesen, und wenn sie sich nicht bedroht fühlen, liegt es in ihrer Natur zu wollen, dass es auch den Mitmenschen gut geht. Dann unterstützen wir den anderen freiwillig und gern, sodass Nähe und der Kontakt wieder stimmig sind.

Es braucht also den ständigen autozentrierten Abgleich:

- Wie geht es mir selbst gerade?
- Bin ich okay, stabil, kann mit dir in Kontakt sein, mich für dich interessieren und auch etwas geben?
- Oder bin ich selbst gerade instabil?
- Bin ich überbedürftig?

Dann ist nicht der andere verantwortlich, sondern als erwachsener Mensch bin ich das selbst. Jetzt gehe ich unter Umständen erst mal einen Schritt zurück und sorge dafür, dass es mir wieder besser geht. Erst, wenn ich wieder stabiler bin, teile ich mich *auf eine angemessene Art* mit. Ich äußere meine Gefühle und Bedürfnisse ohne Vorwurf oder Anklage. Ich formuliere meine Bedürfnisse als Wunsch, lasse sie aber los wie einen Luftballon: Der andere kann dazu ja oder nein sagen. Aber wenn ich mich so konstruktiv mitteile, wird der andere mich vermutlich nicht abweisen. Es sei denn, es geht ihm selbst gerade schlecht. Dann hat auch auf seiner Seite die Selbstregulation erst mal Priorität. Das kann partnerschaftlich geschehen oder allein. Aber niemals mit Anklagen und der Erwartung, dass der andere für die eigenen Bedürfnisse verantwortlich ist!

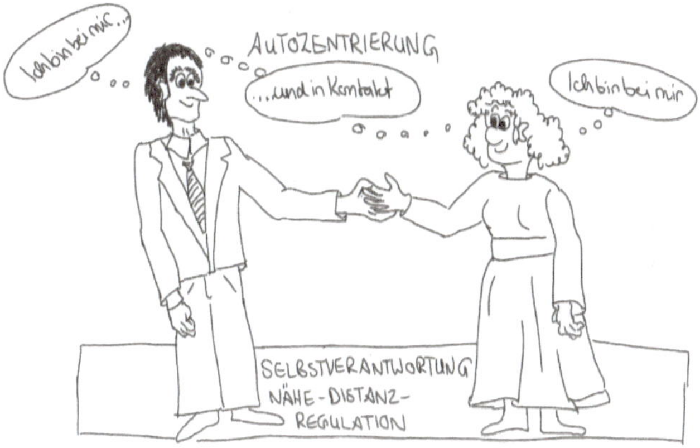

Elternschaft

Die klassischste Form der Verlangensunterschiede finden wir, wenn Kinder kommen. Es ist paradox: Ein Baby ist das Produkt von Sex. Aber Babys sind gleichzeitig das größte Anti-Aphrodisiakum. Wenn kleine Kinder da sind, ist das Selbst vieler Frauen erfüllt von der Mutterrolle, und die Brüste sind eine Milchbar. Mama und Papa sind megagestresst, schlafen viel zu wenig und stellen ihre eigenen Bedürfnisse in den Hintergrund bzw. spüren sie vor lauter Elternliebe schon gar nicht mehr. Der andere wird dringend gebraucht – aber nicht zum Sex, sondern weil man oder frau selbst fast aus den Schuhen kippt.

Elternschaft ist Mangelverwaltung. Es gibt nichts mehr zu verteilen. Jeder hat zu wenig. Zu wenig Zeit, zu wenig Schlaf, zu wenig Verständnis und so weiter. Und weil es nichts mehr zu verteilen gibt, wird der Mangel nur noch hin- und hergeschoben. Das führt zu Kritik und Vorwürfen. Aber Kritik und Vorwürfe sind neurobiologisch betrachtet Angriffe. Es sind Angriffe auf den anderen, ebenso wie

Schmerz oder Schlafmangel Angriffe von innen sind. Und was darauf folgt, ist eine Defensivreaktion in Form von Kampf, Flucht oder Resignation, die leider zu noch mehr Unverständnis, Schmerz und Mangel führt – ein Teufelskreis.

Den Sex betreffend ist bei allem Energiemangel häufig der Mann der Verlangensstärkere, da er auch unter Stress will – unter Umständen sogar deutlich mehr als sonst. Aber leider sind es bei vielen Frauen gerade die entspannten Dinge, die Lust auf Sex machen: gut ausgeschlafen sein, Sport, eigene Interessen und Leidenschaften pflegen, vom anderen und seiner Unterstützung nicht abhängig sein, sondern sich frei fühlen ... Elternjahre sind harte Jahre für den Sex. Und bei vielen Paaren dauert das, bis die Kinder wirklich aus dem Haus sind. Das als Paar in einem verbundenen Modus und nahezu verletzungsfrei zu überstehen ist eine Kunst!

Leider gibt es keine Zauberformel fürs Gelingen. Doch für Elternpaare gilt alles hier Gesagte in besonderem Maße: Machen Sie sich klar, dass das Verlangen einer wechselseitigen Dynamik unterliegt. Wenn Sie entdecken, dass Sie polarisieren, legen Sie immer wieder einen bewussten Stopp ein und treten Sie den Rückweg an. Analysieren und berücksichtigen Sie den Kontext und mobilisieren Sie Ihren Körper. Machen Sie sich klar, dass Sie grundsätzlich gar nicht so weit auseinanderliegen, denn es hat mal ziemlich gut gepasst zwischen Ihnen.

Über Jahre immer wieder einen ausgewogenen Umgang zwischen Autonomie und Bindung zu schaffen ist ein Kunststück. Das geht meistens nicht ohne fremde Hilfe. Damit meine ich nicht Außenbeziehungen. Die sind eher der Anfang vom Ende. Es geht um echte gegenseitige Unterstützung, aber vor allem auch externe Unterstützung: Großeltern, Babysitter, Haushaltshilfen, Abende oder auch mal ein Urlaub allein. Doch was wirklich zentral ist, ist eine Haltung, die es ermöglicht, autozentriert sich selbst noch zu spüren und gleichzeitig empathisch beim anderen zu sein: immer wieder die eigenen Bedürfnisse wahrnehmen und nicht aus den Augen verlieren, aber auch den anderen wirklich sehen mit seinem Bemühen und sich in ihn einfühlen zu können. Wer das schafft, ist wirklich großartig. Diese Paare sollten einen Orden verliehen bekommen.

Und was Ihnen in dieser Situation eventuell ein paar Schritte weiterhelfen kann, wird in den folgenden Kapiteln immer wieder vertieft.

Ausstieg aus dem Muster

Wenn Sie also zu den vielen Paaren gehören, die unter einer ziemlich polarisierten Verlangensdynamik leiden, dann gibt es zwei Dinge für Sie zu tun: die Verantwortung für sich selbst zu übernehmen und aus Ihrer extremen Haltung auszusteigen und den Rückweg zur Mitte anzutreten! Dazu hat jeder und jede einen eigenen Job und eine eigene Richtung. Sorgen Sie immer zuerst für Ihre eigene Stabilität. Entkoppeln Sie Ihre Stabilität vom Verhalten des anderen und erledigen Sie Ihren eigenen Job. Und der geht so:

Wenn Sie dazu tendieren, Druck zu machen und Sex vom anderen zu erwarten, sorgen Sie für Ihren eigenen *Cool down* und steigen aus diesem Muster aus. Wenn Sie unter dem Druck gelitten haben und kein Verlangen mehr spüren, übernehmen auch Sie die Verantwortung für Ihre Gefühle. Machen Sie sich klar, was Sie wirklich wollen. Bei genauer Betrachtung lautet die Antwort darauf meist nicht »Ich will in diesem Leben keinen Sex mehr haben«, sondern: »Den alten Sex kann und will ich in der momentanen Lebenssituation nicht mehr haben.« Übernehmen Sie auch hierfür Verantwortung und beginnen Sie damit zu erforschen, welchen Sex Sie haben wollen – und sorgen damit für Ihren eigenen *Turn on*.

Cool down – wie geht das?

Es beginnt logischerweise damit, der druckmachenden Seite zu zeigen, dass der Druck nichts bringt. Wenn Sie Mensch-ärgere-dich-nicht spielen wollen, zwingen Sie den anderen auch nicht mitzuspielen. Sie wissen: Damit erreiche ich nichts – höchstens das Gegenteil. Wenn Sie mit mehreren Menschen wandern, peitschen Sie nicht die Langsameren, damit die Schnelleren zu ihrem Recht kommen. Sie nehmen Rücksicht und warten auf die Schwächsten. So ist das auch mit der Lust. Sie ist ein flüchtiges Reh. Sie will gelockt werden. Wenn sie unter Druck gesetzt wird, verabschiedet sie sich

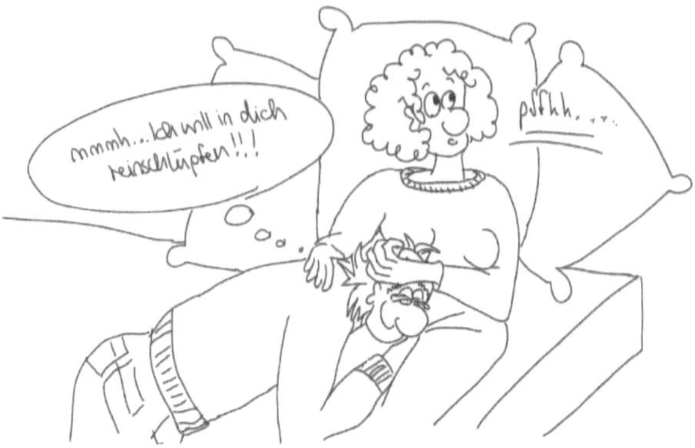

umgehend. Los geht's also damit, dass die druckmachende Seite aus dem Druckmachen aussteigt und neue Lösungen findet.

Doch was genau ist Druck? Vielen Verlangensstärkeren ist gar nicht klar, dass sie Druck machen – sie leiden doch nur. Ja, es gibt Menschen, die sich sehr dringend nach etwas sehnen, das aber gar nicht mit Worten kommunizieren und damit nicht aktiv Druck machen. Aber Achtung: Ich erinnere an die Neurozeption. Wir lesen einander noch unterhalb der Bewusstseinsschwelle. Wenn Menschen einander sehr gut kennen und einander wichtig sind, dann lesen sie, wie sehr den anderen etwas bedrückt. Und das macht Druck! Es gibt Menschen, denen quillt das Leid praktisch aus allen Poren, obwohl sie nichts sagen. Und es gibt andere, die drücken ihr Leid auf eine feine, subtile Art aus. Doch wenn wir einander kennen, spüren wir das. Und da uns der andere wichtig ist, löst es oft einen inneren Impuls aus, eigentlich etwas tun zu müssen oder irgendwie anders zu sein. Es kann beispielsweise ein lebensgeschichtlicher Trigger sein, etwa die Mutter oder den Vater still leiden zu sehen und nichts dagegen machen zu können. Vor diesem Hintergrund löst das subtile Leid des anderen Druck aus. Wenn Sie also der Verlangensstärkere sind, versuchen Sie, die Perspektive Ihrer Partnerin zu übernehmen oder fragen Sie danach, was es genau ist, das dieses Druckgefühl bei ihr auslöst.

Wichtig ist auch hier für beide die Selbstverantwortung: Jeder hat zuerst vor der eigenen Haustür zu kehren und für sich zu sorgen. Das gilt für das getriggerte Gegenüber und für den leidenden Part. Schauen Sie also als Verlangensstärkere zuerst nach ihren eigenen Bedürfnissen und versuchen Sie, die angemessen zu versorgen und die Erwartungen an den anderen loszulassen.

Cool down allgemein

Bei einem gelungenen Cool down geht es nicht darum, sich den Mund zu verbieten, hart mit sich zu sein oder sich zu kasteien. Es geht darum herauszufinden, was hier gerade so über die Maßen anheizt. Das ist meist nicht nur die verlangensschwächere Partnerin. Wo sind die anderen Quellen, die den eigenen Druck so ansteigen lassen? Und was kann ich selbst dagegen und für mich tun? Dabei können folgende Gedanken hilfreich sein.

Fragen Sie sich ehrlich:

- Um was geht es Ihnen vor allem? Heftiges Begehren hat oft mit Stress zu tun.
- Was vermissen Sie am meisten? Ist es eher das körperliche Bedürfnis?
- Geht es um Spannungsabbau und Entspannung, die Sie suchen?
- Ist Sex für Sie eine Möglichkeit zum Runterkommen, was Sie allein so nicht hinkriegen?
- Oder geht es Ihnen eher um Ihren Stellenwert in dieser Beziehung?
- Wie wichtig sind Sie noch für den oder die andere?
- Wie attraktiv sind Sie noch? Werden Sie eigentlich als begehrenswerter Mann oder attraktive Frau wahrgenommen oder sind Sie nur noch Couchpotato, Putzhilfe oder Kollege?
- Kann es auch sein, dass es Ihnen vor allem darum geht, die Verbindung zum anderen zu spüren – nicht allein zu sein und verlassen?
- Suchen Sie im Sex Nähe, Verständnis, Zärtlichkeit, Geborgenheit?

Entsprechend der Analyse sollten Ihre Bewältigungsmöglichkeiten aussehen. Aber denken Sie immer daran: Beim Cool down geht es nicht darum, die Zähne zusammenzubeißen und sich das Bedürfnis zu verkneifen! Es geht um eine echte Regulation, die wieder Ruhe und Frieden nach innen bringt. Aber die nicht abhängig ist vom anderen, sondern die Sie selbstständig und eigenverantwortlich erzeugen können. Das ist echte Bewältigung.

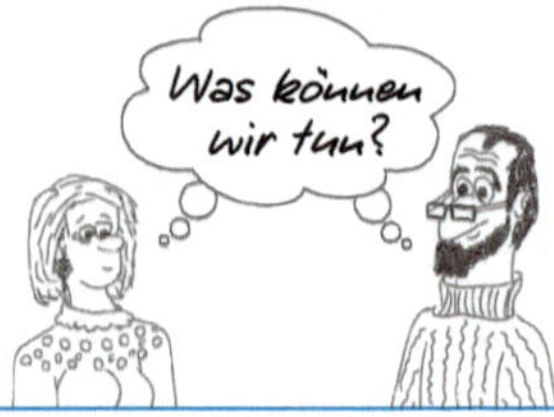

Das können Sie tun!

Wenn die Dynamik zu Streit führt

- Sind Sie miteinander in Streit geraten, so gehen Sie raus aus der Konfliktsituation. Beide sind gereizt und aufgerieben. In dieser Verfassung der inneren Not, des Kampfes und vermutlich auch der Defensivität kommt meistens nichts Gescheites heraus. Es geht nur noch mehr kaputt. Also: Beenden Sie den Konflikt und versuchen Sie, sich selbst zu beruhigen.
- Bringen Sie sich in eine sichere Situation. Das bedeutet meist ein Weilchen Rückzug, aber bitte mit Ansage, z. B.: »Das läuft gerade nicht gut zwischen uns. Ich möchte mich wieder ein bisschen beruhigen und drehe mal eine Runde um den Block, okay? Bin in etwa einer Stunde wieder da, dann sprechen wir noch mal drüber.«
- Dreiklang der Emotionsregulation: Wenn Sie allein mit sich sind, benennen Sie Ihre Gefühle. Sprechen Sie für sich oder in Gedanken aus, wie es Ihnen gerade geht (= Gefühle benennen). Danach versuchen Sie, sich selbst Verständnis und Zuspruch zu schenken. Sprechen Sie mit sich wie mit einem guten Freund und sagen Sie sich z. B.: »Hey Paul, das ist doch völlig klar, dass du dich jetzt zurückgesetzt/abgelehnt/ungeliebt fühlst. So hat es ja auch ausgesehen. Klar, bist du jetzt traurig und verletzt. Vielleicht hast du auch Angst, dass es auseinanderbricht bei euch? Oder dass es nie mehr was wird?! Das kann ich voll verstehen. Sie ist wirklich abweisend in letzter Zeit (= eigene Gefühle legitimieren). Vielleicht kannst du sie nachher mal fragen, wie es ihr gerade geht. Auch, ob sie sich von dir etwas anderes wünscht. Versuche nachher, für sie offen zu sein. Aber jetzt kümmere dich erst mal um dich.« (= konkrete Bewältigungsideen)
- Erst, wenn Sie wieder im sozialen Kontaktsystem Ihres Nervensystems sind und einen wohlwollenden, offenen Blick

auf den oder die andere haben können, dann suchen Sie das Gespräch. Teilen Sie ohne Vorwurf Ihre Gefühle mit und bitten Sie darum, gemeinsam Wege dazu zu finden, dass der körperliche Faden nicht abreißt. Fragen Sie den oder die andere, was es braucht, wie Sie das unterstützen könnten, und versuchen Sie, das Gehörte dann auch umzusetzen

Stress und nötiger Spannungsabbau

Wenn wir voller Verlangen sind, hat das meist mit Stress zu tun. Wir haben Stress bei der Arbeit, in der Familie oder sonst irgendwo im Alltag. Sex verspricht dabei den schnellen Spannungsabbau. Er pusht die Spannung in wenigen Minuten noch mal kräftig hoch, und mit dem Orgasmus können wir loslassen. Das ist einfach und praktisch. Doch diese Art von »heißem« Sex verspricht meist keine lange Sättigung. Wenig später ist der Hunger wieder da. Gleichzeitig gibt es hier die übliche Geschlechterdifferenz: Männer können sich beim Sex entspannen – aber Frauen müssen entspannt sein, um Sex haben zu können. Das führt meist zu einer zusätzlichen Diskrepanz im Timing: Er hat es eilig, sie ist noch nicht so weit. Wenn sie sich nun trotzdem einlässt, geht mit der Zeit immer mehr Lust und Interesse verloren. Und es bleibt das Gefühl, benutzt worden zu sein.

Wenn es sich also bei Ihrem Verlangen um eine gehörige Portion Stress handelt, stellen Sie sich folgende Fragen:

- Was stresst mich gerade so, dass ich den Spannungsabbau so dringend brauche?
- Gibt es im Außen Belastungssituationen, die ich vielleicht anders angehen und beseitigen könnte?
- Vielleicht braucht es eine klare Positionierung oder klares Handeln bei der Arbeit?
- Oder in einem anderen Konfliktfeld? Dafür ist nicht meine Partnerin verantwortlich.

- Was kann ich tun, um wieder in ein besseres Gleichgewicht zu kommen?
- Wie kann ich meinen inneren Druck reduzieren?

Übernehmen Sie Verantwortung!

Lösen *Sie* das Problem – und wenn es sich momentan nicht lösen lässt, erschließen Sie andere Formen des Stressabbaus. Was hilft Ihnen erfahrungsgemäß, um runterzukommen und Stress abzubauen? Machen Sie Sport, treffen Sie sich mit Freunden, spielen Sie mal wieder was, nehmen Sie ein Bad, lesen Sie einen Thriller ... Und machen Sie sich klar, dass es *Ihr* Stress und Druck sind. Also sind in erster Linie Sie dafür verantwortlich, ihn abzubauen.

• • •

Dahinterstehende Bedürfnisse

Wenn Sie merken, dass es Ihnen vor allem um Bestätigung oder emotionale Bedürfnisse nach Bindung, Gesehenwerden und Sicherheit geht, dann üben Sie sich darin, diese Dinge auch im Gespräch und in anderen Handlungen zu symbolisieren: Schreiben Sie sich wieder mehr nette Botschaften, machen Sie sich gegenseitig Komplimente, loben Sie einander. Beschenken Sie sich mal wieder gegenseitig – auch außerhalb der Geburtstage. Sprechen Sie mit Ihrer Partnerin über diese dahinterstehenden Bedürfnisse. Vielleicht können Sie diese auch leichter geben, wenn sie vom Sex abgekoppelt werden? Und vielleicht kann daraus dann sogar Sex entstehen?

• • •

Wenn Sie nur noch funktionieren

Manchmal haben wir das Gefühl, in den Rastern des Lebens gefangen zu sein, im Hamsterrad zu rennen, mechanisch die Pflichten abzuspulen und innerlich wie tot zu sein. Dieses Gefühl ist einer der häufigsten Gründe, der Menschen dazu bringt, einen Seitensprung zu begehen. Je unbewusster der Betreffende mit der Dynamik unterwegs ist, umso überraschter zeigt er oder sie sich dann angesichts des Scherbenhaufens. Dann kommen solche Formulierungen wie »Es ist halt passiert! Ich konnte gar nichts dagegen machen! Keine Ahnung, warum ich mich darauf eingelassen habe ...!«

Es ist ein bisschen wie in der Psychosomatik, wenn der Körper mitteilt, was die Seele nicht auszudrücken vermag. Nach dem Motto: »Mein Körper hat es einfach gemacht. Ich wollte gar nicht ...« Wenn Sie merken, dass Ihr Körper nach Vitalität und Lebendigkeit schreit, machen Sie sich das bewusst, *bevor* Sie fremdgehen. Suchen Sie das konstruktive, verletzungsfreie Gespräch mit dem anderen, aber übernehmen Sie auch Verantwortung dafür, dass das in *Ihrem* Leben passiert! Wenn Sie sich tot fühlen, liegt das nicht nur am fehlenden Sex, sondern auch an anderen Aspekten. Übernehmen Sie Verantwortung und beginnen Sie, an diesen anderen Schrauben zu drehen. Gehen Sie dabei ruhig einen Schritt auf Distanz. Distanz ermöglicht paradoxerweise oft erst wieder Nähe. Nehmen Sie die Gestaltung Ihres Lebens wieder aktiver in die Hand, sorgen Sie für Spaß, für Ausgelassenheit, für Lebendigkeit. Leben Sie Ihre Talente, buddeln Sie sie aus. Es liegt nicht nur am Sex!

• • •

Wichtige Frage nach echtem Kontakt

Wenn Sie Lust auf Sex haben, fragen Sie sich zuerst, ob da gerade ein Bedürfnis zwischen Ihren Lenden ist, dass einfach Spannungsabbau sucht oder ob Sie die Begegnung mit einem richtigen Individuum wollen? Wollen Sie mit Ihrem Genital dem anderen wirklich begegnen mit all seinen oder ihren Bedürfnissen, ihrem Timing, ihrer Stimmung und ihrer Art zu lieben? Wollen Sie einen wirklichen Dialog, der nicht nur blind hin und her laufen soll, sondern bei dem Sie auch neugierig offen und aufnahmefähig für die andere sind? Wenn nicht, dann sollten Sie es auch nicht tun. Denn das spürt ihr Gegenüber. Sorgen Sie für sich, Ihren Körper und Ihre eigene Seele. Nehmen Sie sich Ihre Zeit. Aber lassen Sie die Partnerin da raus.

• • •

Gedankenstopp und Reframing

Wenn wiederkehrende Gedanken an Sex Sie quälen, wenn Sie vor lauter Hunger und Druck in allem eine erotische Szene sehen, machen Sie einen Gedankenstopp. Sagen Sie sich: »Stopp! Stopp! Stopp! Diesen Gedanken denke ich jetzt nicht weiter! Ich denke jetzt bewusst einen anderen Gedanken, nämlich ...«

Kreieren Sie sich einen Kraftsatz, der Ihnen hilft, sich selbst und das Geschehen wieder mit etwas Distanz und vielleicht Humor zu sehen. Der Satz muss individuell passen, könnte aber vielleicht in diese Richtung gehen: »Jetzt wandere ich noch durch die Wüste – aber mein großer Auftritt im Sex kommt noch!«

Wenn Sie die Gedanken nicht stoppen möchten, malen Sie sich Ihren Sex in den unterschiedlichsten erotischen Szenen aus. Nutzen Sie dabei Ihre eigenen Bilder. Aber stoppen Sie den Konsum von Pornos. Die heizen noch mehr an. Sie prägen sich tief in unser Gedächtnis ein und belasten reale Begegnungen. Stoppen Sie diese Gedanken und basteln sich eigene erotische Szenen daraus.

• • •

Solosex

Sorgen Sie für ungestörte Zeiten, in denen Sie sich selbst verwöhnen können, und befriedigen Sie sich, sooft Sie mögen, selbst. Aber gehen Sie es so an, dass Sie sich wirklich selbst verwöhnen! Wenn Sie den schnellen Spannungsabbau suchen, ist das okay. Geht es Ihnen aber eher um emotionale Bedürfnisse, so nehmen Sie sich mindestens eine halbe, besser eine Stunde lang Zeit für sich. Genießen Sie es ohne Porno. Bauen Sie die Selbstbefriedigung langsam auf, machen Sie es sich schön und seien Sie zärtlich zu sich.

Bewegen Sie bei der Masturbation nicht die Hand auf dem Penis oder der Klitoris, sondern das Becken hin zur Hand. Warum das so wichtig ist, können Sie später noch im Bewegungsteil nachlesen. Legen Sie Ihre Hand beispielsweise ab und bewegen dann immer wieder in runden Beckenbewegungen Ihren Penis zur Hand. Nutzen Sie dabei ruhig Öl oder Gleitmittel. Verwöhnen Sie sich mit der inneren Erlaubnis, dass es Ihnen gut gehen darf. Dass Sie Ihre Sexualität genießen dürfen. Dass dieser Körper normal funktioniert, erregungsfähig und schön ist. Bewegen Sie dabei aktiv Ihr Becken, nach dem Motto: Mein Genital holt sich die Berührung. Gehen Sie dabei mit der Wahrnehmung in Ihren Körper und nicht zu externen Bildern. Genießen Sie Ihren eigenen Körper und Ihre eigenen Fantasien *nature*. Und lassen Sie sich Zeit.

• • •

Paarsex

Wenn Sie nicht nur heiß auf Sex, sondern auch beim Sex ziemlich gierig unterwegs waren, dann lautet ein weiterer Vorschlag, den Sex zu verlangsamen. Die Idee stammt von Diana Richardson, der Begründerin des Slowsex. Entschleunigen Sie den gesamten Prozess und lenken Sie dabei die Wahrnehmung auf den Genuss kleinster, langsamer Details. Freuen Sie sich über Elemente des Vorspiels und genießen Sie sich schon daran »satt«. Wenn Sie dann irgendwann eindringen, bewegen Sie sich nicht schnell, sondern langsam. Machen Sie keine Rein-raus-Bewegung, sondern sehr langsame kreisende Bewegungen. Genießen Sie die warme, feuchte Umgebung in vollen Zügen. Nehmen Sie sich dafür ganz viel Zeit. Auch wenn es wieder eine Rein-raus-Bewegung gibt, machen Sie die langsam, bewusst und genussvoll nicht aus dem ganzen Körper heraus, sondern aus dem beweglichen Becken. Lernen Sie so, Ihre Erregung, den körperlichen Genuss und die intime Begegnung immer mehr zu genießen. Der Orgasmus muss nicht unbedingt sein. Das ist dann kein »heißer« Sex, sondern cooler Sex. Und der macht – anders als der heiße – viel länger satt.

Bei allen genannten Maßnahmen geht es darum zu lernen, selbst den Druck herauszunehmen, Wege zu finden, sich selbst zu beruhigen, sich selbst gut zu versorgen und damit nicht mehr so abhängig von dem Partner oder der Partnerin zu sein.

Das ist manchmal auf der einsamen Insel leichter als zu Hause. Und etwas Distanz kann wie gesagt förderlich sein. Eine wirkliche Korrektur in der polarisierten Paardynamik gibt es aber nur, wenn der Kontakt zueinander trotzdem bestehen bleibt! Wenn es einen offenen, emotional verbundenen und spürbar aneinander interessierten Kontakt gibt und gleichzeitig der Druck weg ist. Das ist schon mal die halbe Miete.

Turn on – wie geht das?

Und nun zur schlechten Nachricht für die Verlangensschwächeren: Mit der Beseitigung des Drucks ist es nicht getan! Viele Paare sind tatsächlich so weit gekommen, unter Einsatz großer Kraft den Druck herauszunehmen. Doch was passierte im Bett? Nichts. Die Dynamik steht nämlich nicht auf einem Bein, sondern auf zweien. Und darum muss auch der oder die andere ihren Job tun. Es braucht einen echten *Turn on*.

Jetzt werden die Verlangensschwächeren seufzen und jammern, »Was kann ich tun? Ich habe schon so viel probiert!« Was genau haben Sie probiert? Die goldene Regel lautet:

Wenn etwas funktioniert, mache mehr davon.

Wenn etwas nicht funktioniert, probiere was Neues.

Wenn es also etwas gab, das das Potenzial hatte, Sie anzuturnen, dann machen Sie es wieder und immer öfter. Wenn das nicht reicht, probieren Sie etwas Neues. Denn es gibt noch eine andere goldene Regel:

Wenn ich nichts ändere, ändert sich nichts!

Es führt also kein Weg daran vorbei, selbst aktiv zu werden.

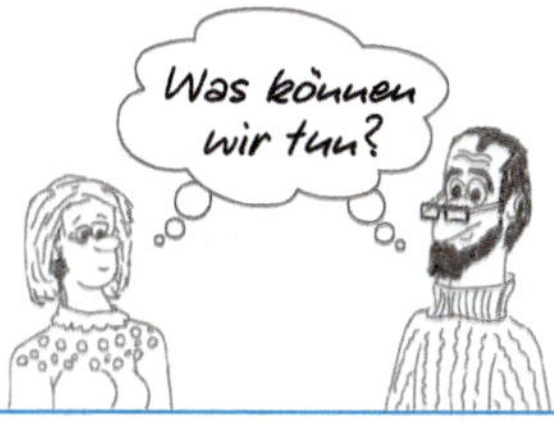

Das können Sie tun!

Qualität statt Quantität

Ein wichtiger Schlüssel beim Turn on ebenso wie beim Cool down ist der, eine neue Qualität ins Liebesleben zu bringen. Ebenso wie bei Diäten bezieht sich der entstehende Hunger nämlich nicht nur auf die schiere Menge, sondern auch auf qualitativen Genuss. Und wer meint, sich von Knäcke, Magermilch und Kohl ernähren zu müssen, wird davon immer mehr brauchen und trotzdem oft unbefriedigt sein. Eine vielfältige Mahlzeit mit reichlich Fett als Geschmacksträger, Salz sowie verschiedenen Aromen ist viel befriedigender. Und so ist es auch beim Sex. Wenn bei gutem Sex die Lust bei beiden aus allen Poren knallt wie die Geschmacksexplosion eines tollen Essens, wenn der Genuss des einen für den anderen auch wirklich spürbar ist, dann sind beide danach auch wirklich befriedigt. Und plötzlich ist da ein eigenes Interesse auf der verlangensschwächeren Seite. Denn Lust *auf* Sex kommt durch die Lust *am* Sex. Und schließlich – oh Wunder – muss es auch für den Verlangensstärkeren gar nicht gleich wieder sein, oder morgen oder übermorgen. Denn es kehrt eine innere Ruhe ein, eine Gewissheit: Wir beide machen uns so satt miteinander, dass ich keine Angst mehr zu haben brauche.

• • •

Den Druck im Visier

Druck ist also der größte Lustkiller. Viele Verlangensschwächere können ein Lied davon singen. Mit scharfen Worten wurden sie lange Zeit kritisiert, beleidigt und erniedrigt. Über Jahre dauerte das Szenario, in dem es dauernd nicht reichte, was sie wollten und gaben. Oft war die Kritik gar nicht so laut, sondern eher subtil. Ein tiefer Seufzer, endlos traurige Blicke, ein enttäuschtes, vorwurfsvolles Wegdrehen und danach tagelanges Strafen durch Liebes- und Gesprächsentzug. Immer wieder die Botschaft, was sie dem anderen Schlimmes antun, wie sie ihn quälen, wie böse sie sind. Daraus resultierten auch das eigene Schlechtfühlen, Vorwürfe gegen sich selbst und Selbstabwertungen.

Manche Verlangensschwächere wählten darum den anderen Weg: Sie legten sich hin, spielten mit bzw. spielten etwas vor – herzlos, motivationslos, antriebslos. Bei vielen Paaren kommt es so zu den immer gleichen Szenarien: immer wieder Streit, über Jahre. Immer wieder böse Worte, schlimme Gefühle und Verletzungen. Ein immer weiter schrumpfendes Selbstwertgefühl, immer weniger Hoffnung.

Diese Szenarien hinterlassen Wunden. Sie prägen sich ebenso wie gute Erfahrungen in unser Gehirn und unseren Körper ein und steuern das weitere Erleben und Verhalten.

Wenn das bei Ihnen so war, Sie aber eine Wende in das Geschehen bringen möchten, dann machen Sie hier und jetzt einen Punkt und fangen Sie neu an!

Vereinbaren Sie mit dem Partner einen Neubeginn und geben Sie ihm eine echte Chance. Auch er wird an seinen Mustern und Gewohnheiten arbeiten müssen und gelegentlich zurückfallen. Aber seien Sie gewarnt: Rückfälle passieren insbesondere auf der verlangensschwächeren Seite! In vielen Partnerschaften bemühen sich die ehemals druckmachenden Partner redlich, es nicht mehr zu tun. Und oft gelingt das auch ziemlich gut. Doch auf der anderen Seite kommt scheinbar weiterhin Druck an. Das hat wieder mit unserem autonomen Nervensystem zu tun. Sie hatte beispielsweise über Jahre das Gefühl, dass der Partner über die eigenen Grenzen hinweg eindringen will. Sie ist hyperalarmiert. Im Stress der sympathischen Aktivierung wird jedes ehemals bedrohliche Verhalten als Wiederholung gewertet. Der andere muss nur den Arm um die Schultern legen – Alarm! Oder er sucht nach einem Kuss – Alarm! Oder er fragt, »Was hast Du heute Abend vor?« – Alarm!

Hier ist es der Job des Verlangensschwächeren, möchte er oder sie wirklich aus der unsäglichen Dynamik aussteigen, sich selbst zu stoppen und zu regulieren: »Moment, Moment!

Er hat nur den Arm um dich gelegt! Du musst gar nichts. Beruhige dich. Atme tief durch. Hier ist noch kein Druck. Entspanne dich. Und spüre hin, ob das gerade guttut oder nicht. Du darfst ja oder nein sagen. Atme!«

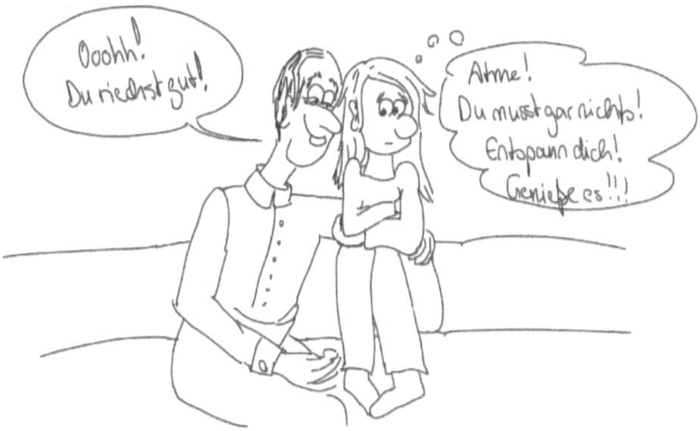
Ooohh! Du riechst gut!
Atme! Du musst gar nichts! Entspann dich! Genieße es!!!

Die verinnerlichte Drucksituation ist eines der größten Hindernisse auf dem Rückweg aus einer polarisierten Verlangensdynamik. Machen Sie sich dies Schritt für Schritt bewusst. Beruhigen Sie sich. Übernehmen Sie Verantwortung für Ihr eigenes Funktionieren, Ihren eigenen unter Umständen ungerechtfertigten Alarm. Bringen Sie Ihrem Nervensystem Schritt für Schritt bei, dass die Gefahr vorüber ist und dass Sie selbst gestalten können. Werden Sie aktiv und zeigen Sie, was Sie brauchen.

• • •

Die Begegnung gestalten

In vielen Partnerschaften sind sinnliche Begegnungen aufgrund der polarisierten Verlangensdynamik ausgestorben. Auf einem Kontinuum der Berührungen zwischen keinerlei Körperkontakt und erfülltem, leidenschaftlichen Sex stehen sie bei null oder eins. Beide Partner sehnen sich nach Umarmungen, Streicheln und Zärtlichkeiten, aber er tut es nicht mehr, weil sie es abwehrt und es ihn anturnt und dann evtl. unbefriedigt zurücklässt. Und sie tut es nicht mehr, weil sie nicht wieder in die Falle geraten will: Wer A sagt, muss auch B sagen. Irgendwann tun es beide nicht mehr, weil sie nur noch streiten und sich fremd geworden sind.

Körperliche Berührungen sind für eine liebevolle Beziehung elementar. Von dem Haptikforscher Martin Grunwald aus Leipzig wissen wir, dass bereits die Berührung von sich selbst z. B. im Gesicht das Potenzial hat, hohen Stress auf ein mittleres Level zu reduzieren. Das Stressreduzierungspotenzial durch einen liebevollen anderen ist noch größer. Verantwortlich für den Stressabbau ist das Bindungshormon Oxytocin. Es fördert Verlässlichkeit, Treue und das Sicherheitsgefühl in Partnerschaften. Paare mit längerfristig erhöhtem Oxytocinspiegel leben länger, haben einen niedrigeren Blutdruck und sind weniger stressanfällig.

Steigen Sie darum wieder ein in Berührungen, aber steuern Sie sie aktiv. Niemand muss irgendwas. Machen Sie sich klar, dass Sie jederzeit *Nein* oder *Stopp* sagen dürfen. Der andere hat das zu akzeptieren. Lernen Sie, sich angstfrei im Körperkontakt zu bewegen. Lernen Sie, aktiv zu gestalten, was Sie wollen und brauchen. Und lernen Sie, dass der andere das akzeptieren wird. Die Regel dazu heißt:

Das Nein kommt vor dem Ja.

Wenn Sie sicher sind, dass Sie nichts müssen, beginnen Sie, sich zu entspannen. Lernen Sie wieder zu genießen. Beruhigen Sie sich selbst, indem Sie tief atmen, die Wahrnehmung auf Ihren Körper lenken, Ihre Gedanken und Gefühle distanziert beobachten und einfach nur spüren. Lernen Sie, wieder Freude an Berührungen zu haben. Lernen Sie, irgendwann auch wieder Freude an Lust und Erregung zu haben. Auch jetzt müssen Sie nichts! Sie steuern die Begegnung aktiv. Und es passiert nur das, was auch für beide stimmt!

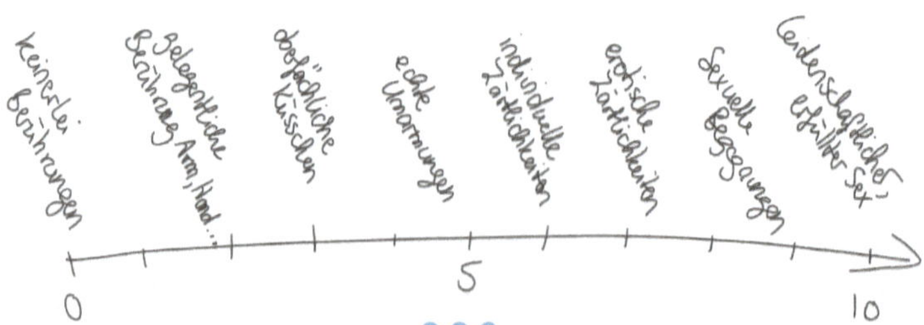

Aktivierung

Viele lustlos gewordene Männer und Frauen sehnen sich einfach danach, in Ruhe gelassen zu werden. Alle wohlgemeinten Rat-*Schläge*, wieder Lust zu entwickeln, fühlen sich an wie Schläge. Die schwere Last hat sie resignieren lassen, sie fühlen sich hoffnungslos, bedürfnislos und träumen von einem Leben ohne Sex.

In diese Dynamik wieder Aktivität und Leben zu bekommen ist ein Kraftakt. Phänomenologisch gibt es eine gewisse Parallele zur Depression. Bei Depressionen helfen in schwersten Fällen zwar auch Pillen. In allen anderen Fällen allerdings zeigt sich regelmäßiger Ausdauersport als mindestens genauso wirkungsvoll. Es gibt Psychotherapeutinnen, die behandeln Depressive nur, wenn diese sich auch verpflichten, parallel zur Therapie regelmäßig Sport zu machen. Das hat wieder mit unserem vegetativen Nervensystem zu tun: Es ist in den Modus des dorsalen Vagus – also in die Immobilisierung – abgerutscht und muss wieder mobilisiert werden. Sowohl bei Depressionen als auch bei sexueller Lustlosigkeit hilft körperliche Aktivierung. Und die kann an vielen Stellen ansetzen: klassisch durch Sport, aber vor allem auch gezielt durch erotische Aktivitäten.

• • •

Mit Sex beschäftigen

Verlangensschwache möchte ich ermutigen, sich aktiv mit erotischen Inhalten auseinandersetzen. Das kann sich anfangs wie mühevolle, inhaltsleere und resonanzlose Aktivität anfühlen. Der Körper reagiert nicht auf die Berührung beim Solosex – zumindest nicht so, wie er oder sie es erwartet. Es gibt keine Lust darauf und es macht keinen Spaß, erotische Geschichten zu lesen, der normale Krimi ist viel interessanter. Es gibt eine Scheu, Erregung aufkommen zu lassen, denn die triggert wieder den alten Film von Stress und Frust und Streit.

Doch auch hier gilt: Es kommt nicht von allein!

> Wenn ich nichts ändere, ändert sich nichts.

Wenn Sie möchten, dass Sie wieder etwas spüren, wenn Sie möchten, dass Sie wieder etwas wollen, dann müssen Sie sich aktiv auf die Suche nach Ihrer Lust machen. Der Körper braucht die Erfahrung: »Wow, das will ich wieder haben!« Sie können beginnen, zunächst mit der Lupe nach irgendwie inspirierenden Momenten und Gefühlen zu suchen. Dabei werden Sie entdecken, dass es förderliche und hinderliche Aspekte gibt, z. B.: »Wenn ich ausgeschlafen bin und Zeit habe, ist es besser, wenn ich Stress habe, schlechter.«

- Sie werden entdecken, wie Sie selbst Einfluss darauf nehmen können, die förderlichen Aspekte zu bestärken und die hinderlichen zu minimieren, z. B.: »Ich kann mit ihm vereinbaren, dass wir abwechselnd an den Wochenenden eigene Auszeiten bekommen und was Schönes für und mit uns selbst machen.« Oder: »Wenn ich mich schick kleide und schminke, fühle ich mich ganz anders als Frau, als wenn ich nur als Mama daheim rumhänge.«

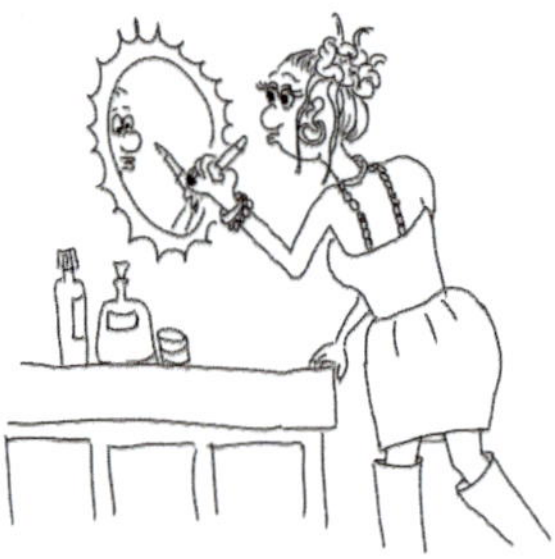

- Sie werden entdecken, wie der Genuss sich allmählich in Ihrem Körper abspeichert, z. B.: »Als ich es mir kürzlich in der Badewanne selbst gemacht hab, das war irgendwie echt intensiver und spannend. Gerne wieder.« Oder: »Wenn ich mit meiner Vagina den Vibrator ficke, ist das viel schärfer, als wenn der Vibrator mich fickt.«
- Sie werden sehen, wie Ihre Einstellung zu Lust und Erregung sich mit der Zeit wandelt und wieder ein kleines Wollen entsteht. »Wann hab ich wieder mein nächstes freies Wochenende? Da lasse ich's mir wieder gut gehen.«

Wenn es dann gut läuft mit Ihrem Partner oder Ihrer Partnerin, können Sie genau diese Erfahrungen auch mit dem anderen machen, z. B.: »Wow, wenn wir Zeit haben und ich die Führung im Bett übernehme, ist es viel aufregender, als wenn ich passiv bin.« Mit der Zeit können die gemeinsamen Aktivitäten das

Potenzial entfalten, Ihre Einstellungen zum Sex immer mehr zu verändern.

Die partnerschaftliche Situation wird davon so profitieren, dass es sich noch mehr lohnt und noch mehr lustvolle, begehrliche Momente entstehen können. Ein Engelskreis hat den Teufelskreis abgelöst.

An dieser Stelle möchte ich auch alle Menschen in langjährigen Partnerschaften beruhigen. Ja, die besondere Qualität durch Fremdheit und Spannung, wie sie in der ersten Verliebtheit da ist, werden Sie nicht wiederbekommen. Aber es kann eine neue Qualität der Liebe und des Begehrens entstehen. Und mit der kann man oder frau es genauso krachen lassen, wie uns Hirnforscher lehren. Im MRT konnten sie nachweisen, dass manche Paare nach 30 Ehejahren noch richtig verliebt ineinander sind. Im Gehirn waren die gleichen Areale aktiv wie bei frisch verliebten Paaren, die gar nicht mehr aus dem Bett heraus wollten. Zusätzlich dazu waren bei den älteren Paaren jedoch Areale aktiv, in denen Qualitäten wie Sicherheit, Bindung und Vertrauen verortet werden - was zusätzlich die gefühlte Qualität der intimen Begegnung noch intimer machte.

AUS DEM WIRKLICHEN LEBEN: EMMA UND SEBASTIAN

Beim letzten Streit um Sex war irgendetwas zerbrochen. **EMMA** hatte **SEBASTIAN** angebrüllt, als sexsüchtig bezeichnet und ihm vorgeworfen, er würde sie nur als Loch für seine Befriedigung benutzen. Sebastian hatte erst geweint und war dann wieder geflohen. Als er am nächsten Morgen noch nicht zurück war, bekam sie es mit der Angst zu tun. Es war Sonntag, und im Laufe des Vormittags schrieb er in einer SMS, dass er vorübergehend zu einem Freund gezogen sei.

Die folgenden Tage waren auch für Emma schwer. Sie kümmerte sich tagsüber um die Kinder, saß abends grübelnd vor dem Fernseher, konnte sich aber auf nichts konzentrieren. Vor ihrem inneren Auge tauchten immer wieder Szenen auf, in denen sie es gut miteinander gehabt hatten und in denen sie sehen konnte, welch toller Vater und unterstützender, liebevoller Partner Sebastian war.

Am Dienstag rief sie ihn an und entschuldigte sich für ihren Ausbruch. Sie bat ihn um ein Gespräch auf neutralem Boden. Auch Sebastian tat seine Flucht leid, auch er entschuldigte sich, und sie vereinbarten ein Treffen in ihrem ehemaligen Stammcafé.

Im Gespräch konnten beide die Verantwortung für ihre Gefühle und ihr Verhalten übernehmen und ausdrücken, dass sie sich einen Neubeginn wünschten. Sebastian versprach, sich mit seinem Annäherungsverhalten auseinanderzusetzen und keinen Druck mehr zu machen. Und Emma versprach, sich mehr mit ihrer Sexualität beschäftigen zu wollen, denn sie schwankte zwischen dem Wunsch, nie mehr im Leben Sex haben zu müssen, und dem Gedanken, die erotische Seite in sich selbst zu entdecken und Sex auch wirklich genießen zu können.

Da Sebastians Freund während der folgenden drei Monate im Ausland war, entschieden beide, dass er zunächst dort wohnen bleiben sollte. Sebastian recherchierte im Internet nach einem Sexualtherapeuten und vereinbarte eine Sitzung. An dem Termin war er ziemlich aufgeregt, was sich aber schnell wieder legte, weil der Therapeut über Sex sprach, als handle es sich um ein Gespräch über die Tagespolitik. Sebastian schilderte ihm die eheliche Situation, dass er sich ohne Sex so unwillkommen und unmännlich fühle, und das Problem, dass er nach dem vaginalen Eindringen einfach zu schnell komme. Der Therapeut hörte interessiert zu, erklärte ihm einige Zusammenhänge und verordnete Übungen, die er in seinen Solosex einbauen sollte.

Auch Emma machte ihre Hausaufgaben, obwohl sie dazu so gar keine Lust hatte. Sie kaufte sich im Buchladen ein paar erotische Romane und bestellte sich im Internet einen Vibrator. Doch in den ersten drei Wochen geschah gar nichts damit. Die Bücher blieben unangetastet und der Vibrator original verpackt. Immer mittwochs kam die Oma zum Babysitten, und Emma besuchte Sebastian in seiner »neuen« Wohnung. Sie machte sich schön, war ein bisschen aufgeregt, doch beide hatten vereinbart, dass es keine körperliche Annäherung geben sollte.

Nach zwei Monaten hatte sich die Beziehung entspannt, aber keinerlei körperliche Annährung stattgefunden. An einem einsamen Abend zu Hause musste sich Emma eingestehen, dass Sebastian in den letzten Monaten keinen Druck gemacht hatte. Sie selbst war es, die sich immer wieder an alte Situationen erinnerte und im Kopf alte Filme ablaufen ließ. Emma wurde klar, dass es keinen Neubeginn geben würde, wenn sie nicht selbst aktiv würde. Endlich packte sie die Bücher und das Sexspielzeug aus und begann, es zu inspizieren. Beim nächsten Mittwochstreff lotste sie Sebastian zu sich aufs Sofa und begann, ihn zu küssen. Es war überraschend aufregend für beide, aber um nichts zu überstürzen, beendete Emma die Begegnung, nachdem sie sich gegenseitig unter die Kleider gefasst und gestreichelt hatten. Es war gut, es war aufregend, sie hätte eigentlich weitermachen können, aber sie wollte keinen Absturz in alte Muster riskieren.

Sebastian war geduldig, Emma wurde immer offensiver, und die letzten Abende in seiner Übergangswohnung wurden schließlich für beide zu aufregenden, erotischen Rendezvous. Sie begannen, sich bereits unter der Woche und über den Tag vielsagende Nachrichten zu schicken, freuten sich auf die Begegnung und konnten die erotischen Begegnungen wirklich für neue korrigierende Erfahrungen nutzen

Alles Wissenswerte in Kürze

Eines der am meisten verbreiteten Probleme in Verbindung mit Sexualität ist das unterschiedliche Verlangen beider Partner. Dabei ist wichtig zu wissen, dass Verlangensunterschiede normal sind und in jeder Partnerschaft und zu jedem Thema auftauchen. Es gibt immer jemanden, der mehr will, und jemanden, der ein bisschen weniger will. Kommt aufgrund innerer oder äußerer Umstände – z. B. klassischerweise durch kleine Kinder oder nachlassende Verliebtheit – auf einer Seite Veränderung ins System, so versucht die andere Seite, das auszugleichen. Denn jedes System strebt nach Gleichgewicht.

Auf diese Art und Weise können sich zwei Menschen immer weiter voneinander entfernen und schließlich zu Extrempositionen gelangen, die sich auf der einen Seite völlig gefühllos und auf der anderen Seite wie sexsüchtig anfühlen können. Beide Positionen haben nicht mehr viel mit den eigentlichen Bedürfnissen dieser beiden Menschen zu tun, sondern sind der extremen Polarisierung geschuldet.

Es ist also Aufgabe des Paares, wieder zurück zur Mitte zu finden. Das bedeutet auf der verlangensstärkeren Seite einen Cool down, um den Druck herauszunehmen und dabei gut für sich selbst zu sorgen. Auf der verlangensschwächeren Seite braucht es einen aktiven Turn on. Auch hier ist es wichtig, sich klar zu machen: Die Lust kommt nicht von allein. Erst wenn ich beginne, die Begegnung aktiv zu gestalten, und wenn ich meinen Körper und mein Genital lehre, dass es nicht besorgt sein muss, sondern genießen darf, dann kommt die Lust.

4 DIE DREI HERZSTÜCKE LANGLEBIGER EROTIK

Nun haben Sie schon viel gelernt über den Menschen, wie wir normalerweise ticken und wie wir uns an- oder abturnen können. Drei Aspekte liegen mir dabei besonders am Herzen. Alle sind bereits hier und da angeklungen. Ich nenne sie die Herzstücke langlebiger Erotik und möchte sie im Folgenden noch einmal vertiefen. Denn für eine langfristig lebendige und erfüllte sexuelle Beziehung braucht es zuerst eine *Sprache*, verletzungsfreie Gespräche und einen guten Austausch miteinander. Weiterhin braucht es Mobilisierung und *Bewegung*, denn ein bewegter Körper ist besser reguliert und spürt mehr. Und wer mehr spürt, will auch mehr. Und schließlich brauchen wir ein Wissen um die Gestaltung eines *Kontextes*, in dem Sex passieren kann, den es sich auch wirklich lohnt zu haben.

Herzstück 1: Kommunikation

Die Kommunikation ist eines der drei Herzstücke verbundener Sexualität. Es ist genau das, was Sie gerade tun – vorausgesetzt, Sie lesen das Buch gerade miteinander. Sie sprechen darüber – und

Sie sprechen über Ihre eigene Sexualität! Auf unsere Ungeübtheit und fehlenden Worte beim Thema Sex bin ich eingangs bereits eingegangen. Hier geht es nun mehr um Struktur und Inhalte der Kommunikation.

Viele Paare leben ihren üblichen Sex bei ausgeschaltetem Licht unter der Decke mit geschlossenen Augen und Mündern. Warum »es« dann heute gut läuft, aber gestern nicht, weiß niemand so genau. Dafür gibt es eine Menge Vermutungen und Interpretationen. Und leider oft auch einige Fehleinschätzungen, runtergeschluckte oder unsensibel um die Ohren gehauene Unzufriedenheiten, Scham und Enttäuschungen.

Aus der Paar- und Sexualforschung wissen wir, dass die Paare, die sich über ihr Erleben austauschen, die höhere Zufriedenheit damit haben. Also los: Sprechen Sie miteinander! Aber bitte richtig!

Zuerst miteinander schlafen oder miteinander sprechen?

Hier geht es um die Million-Dollar-Question, über die sich auch Fachleute uneinig sind. Es gibt dazu ein Sprichwort: »Frauen schlafen mit ihren Männern, damit die mit ihnen sprechen. Und Männer sprechen mit ihren Frauen, damit die mit ihnen schlafen.« Wer hat recht? Soll zuerst gesprochen oder zuerst Sex gemacht werden? Kennen Sie das Dilemma auch?

Sex mit einem »Fremden«

Lassen Sie uns noch genauer betrachten, über was wir sprechen. Es gibt Paare, die streiten sich praktisch täglich darum, ob zuerst geredet oder zuerst miteinander geschlafen wird. Für viele Menschen ist es nötig, zu der Person, mit der sie ins Bett gehen, in dem Moment einen echten und guten Kontakt zu haben. Sonst fühlt es sich an, wie mit einem fremden Menschen ins Bett zu gehen – und zwar nicht mit einem aufregenden Fremden, sondern mit einem »Feind«.

Die Atmosphäre ist im Alltag vieler Beziehungen leider gar nicht so rosig, und der echte Kontakt kommt im Hamsterrad der Pflichten zu kurz. Im eigenen Überlastungsstress wird erst einmal

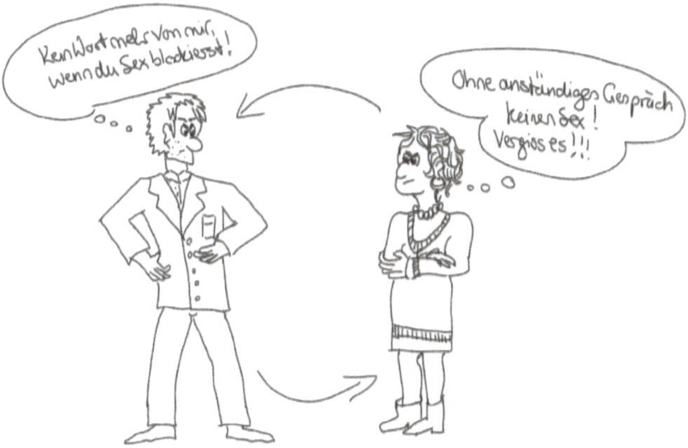
Kein Wort mehr von mir, wenn du Sex blockierst!
Ohne anständiges Gespräch keinen Sex! Vergiss es!!!

rumgezickt, was das Zeug hält, und für Klärung ist schlicht keine Zeit. Was also tun? Trotzdem miteinander schlafen oder nicht?

Die Lösung liegt meist nicht im Entweder-oder, sondern in den vielen Abstufungen dazwischen. Wir haben gelernt: Der Verlangensschwächere kontrolliert die Häufigkeit. Und wenn Sex für ihn oder sie so nicht geht, dann geht es nicht. Und das gilt sowohl für den Sex als auch für das emotionale Gespräch. Aber warum wird hier nur um die Extreme verhandelt? Konflikte und Distanz auf der einen Seite und intimen oder heißen Sex auf der anderen? Wie strange!

Wichtig ist es, sich die Rahmenbedingungen klar zu machen und an ein paar grundlegenden Schrauben zu drehen. Der Stress muss runter- und der Kontakt hochgefahren werden. Sorgen Sie für mehr entspanntere Momente zu zweit, genießen sie die miteinander, fassen Sie sich dabei auch wieder mehr an, interessieren Sie sich füreinander. Intimität geht auch ohne Geschlechtsverkehr. Und wenn die Intimität wieder öfter da ist, sind die Türen für Sex auch wieder offener. Aber denken Sie an die andere Dynamik: Die Lust kommt nicht von allein. Wenn es wieder Kontakt zueinander gibt, gilt das oben Gesagte: Jeder hat seinen Anteil daran. Beim Verlangensstärkeren braucht es einen Cool down und beim Verlangensschwächeren einen Turn on.

Sex nach sexlosen Jahren

Es gibt auch Paare, bei denen aufgrund von Lebensumständen der sexuelle Faden total abgerissen ist. Sie sind aus dem erotischen oder aus dem körperlichen Kontakt komplett ausgestiegen, und das dauert nun schon seit Jahren an. Für diese Männer und Frauen ist es geradezu unvorstellbar, mit ihrem Partner, ihrer Partnerin wieder eine sexuelle Beziehung aufzubauen. Zu viel ist passiert. Zu viel Erde ist verbrannt. Zu sehr haben sie einander verletzt. Der Alltag findet in einem Funktionsmodus statt. Beide laufen aneinander vorbei, tun, was getan werden muss, schätzen sich, wenn es gut läuft, als Kollegen oder Eltern, aber haben das Gefühl des inneren Kontakts zueinander verloren.

Das destruktive Muster namens *demand and withdraw* bezieht sich nicht mehr so sehr auf die Sexualität, doch umso mehr auf andere Themen und Wünsche, die voneinander erhofft, ersehnt oder erwartet werden, und intensiviert diese noch. Manchmal wird das Thema Nähe und Sex irgendwann wieder in den Konflikt einbezogen. Es konstelliert sich dann häufig so, dass einer findet, man könnte sich mal wieder zärtlich begegnen, dann wäre vielleicht wieder »alles gut« und ein Neubeginn möglich. Doch die andere Seite riecht: Wenn das passiert, ohne die anderen Themen zu klären, geht der Schuss nach hinten los. Die Wahrnehmung, er oder sie möchte »wieder alles unter den Teppich kehren«, führt beim anderen nicht zur Entspannung, sondern zu Alarm.

Das Ergebnis ist leider, dass der innere Kontakt zueinander immer mehr verloren geht. Verschärfend kommt hinzu, dass körperliche Berührungen eine wichtige Ressource der Bindung in der Partnerschaft sind. Im körperlichen Kontakt schütten wir große Mengen der Glücks- und Bindungshormone Dopamin und Oxytocin sowie Endorphine, also endogene Opioide, aus. Dieser Hormoncocktail spielt eine wesentliche Rolle dabei, den Partner oder die Partnerin als etwas Besonderes gegenüber anderen wichtigen Bezugspersonen zu empfinden. Er festigt die Bindung und unterstützt dabei, sich immer wieder zueinander hingezogen zu fühlen und auch immer wieder miteinander weich werden zu können. Fehlt diese Dimension, fühlt sich die Partnerschaft bald an wie jede andere gute Freundschaft plus harter Schale um die Herzen. Da die Bedürfnisse und Sehnsüchte zunehmend unerfüllt bleiben, fühlen sich beide bald immer fremder, immer weniger akzeptiert und verstanden. Die Einsamkeit in der Beziehung kann sehr groß, hart und kalt werden. Die Verletzung durch Zurückweisung und böse Worte ist auf beiden

Seiten irgendwann so groß, dass eine körperliche Wiederannäherung geradezu unvorstellbar scheint.

Systemisch betrachtet »machen« beide das Geschehen zirkulär miteinander. Und trotzdem möchte ich, auch wenn es altmodisch klingt, eine Lanze für das Gespräch brechen. Sicher gibt es Paare, denen »Versöhnungssex« nach einem deftigen Streit besonders guttut. Aber glauben Sie mir: Das ist die große Ausnahme und funktioniert meist nur in frischen Beziehungen. Bei den meisten Paaren – insbesondere, wenn der Konflikt chronisch ist – wird die Distanz durch ungeklärte Themen noch größer und die körperliche Wiederannäherung noch unvorstellbarer. Ein plötzlicher, lange entbehrter sexueller Akt fühlt sich dann oftmals eher triebhaft an und hinterlässt eine Welle von Scham und Angst vor einer Manifestation alter, schmerzhafter Muster.

AUS DEM WIRKLICHEN LEBEN: FABIENNE UND ENZO

Vor vielen Jahren, als **FABIENNE** und **ENZO** noch in der Großstadt wohnten und beide Kinder klein waren, stritten sie erbittert und manchmal uferlos miteinander. Fabienne arbeitete als Schreibkraft im Schulsekretariat und Enzo war Steuerberater. Ein typischer Tag sah so aus, dass Fabienne mittags nach Hause hetzte, um möglichst vor den Kindern da zu sein und Essen machen zu können. Der gemeinsame Sohn hatte ADHS und brauchte bei den Hausaufgaben viel Unterstützung. Die Tochter war eher still und brav, konnte jedoch mit ihrem Bruder, der sie häufig provozierte, ebenfalls in schlimmen Streit geraten.

Wenn Enzo am Abend nach Hause kam, war er meist gestresst und unzufrieden, weil es wieder Ärger mit irgendwelchen Mandanten gegeben hatte. Er hoffte auf einen friedlichen Feierabend, doch das war aussichtslos, denn auch Fabienne fühlte sich überlastet und hoffte, dass nun endlich er Verantwortung übernehmen könne. Häufig gerieten beide in Streit und konnten die Eskalationsspirale nicht mehr stoppen.

Seit der Geburt der Tochter acht Jahre zuvor hatten sie nicht mehr miteinander geschlafen. Fabienne empfand Enzo als aggressiv und egoistisch. Sie fühlte sich von ihm ignoriert, degradiert und unverstanden und distanzierte sich immer weiter von ihm. Die Vorstellung, in seine Arme zu sinken, war für sie absurd. Enzo hatte sich damit abgefunden. Er befriedigte sich regelmäßig selbst, schaute Pornos, und auf einer Weiterbildung war es zu einem One-Night-Stand gekommen, was Fabienne aber nie erfahren sollte. Dennoch litt er unter dem Verlust der Erotik. Seine gelegentlichen Bemerkungen dazu waren jedoch eher zynisch, plump und wenig geeignet, eine Wende einzuleiten.

Am Wochenende nach der Weiterbildung hatte Fabienne Geburtstag. War es aus schlechtem Gewissen, aus einer Sehnsucht nach neuer Nähe oder etwas anderem: Enzo zeigte sich überraschend liebevoll und warm. Fabienne hatte noch nie einen so schön dekorierten Geburtstagstisch gehabt und so viele Komplimente bekommen. Als die Kinder im Bett und zwei Flaschen Wein geleert waren, schien alles wieder so gut und nah. Enzos Berührungen erregten Fabienne so sehr, dass sie selbst davon überrascht war. Sie warfen sich aufeinander und hatten schnellen Sex auf dem Sofa. Danach griff Enzo zu seinem Handy und schlief dann schnell ein, was Fabienne plötzlich heftig triggerte: »Jetzt hat er bekommen, was er wollte. Wie es mir geht, ist ihm egal«, dachte sie in ihrem Stress und fühlte sich beschmutzt und benutzt. Auch am nächsten Morgen war es für Enzo wichtiger, auf den Sportplatz zu gehen, als sich um die Kinder zu kümmern. Fabienne schämte sich und bereute ihr gestriges »Schwachwerden«.

Auch Enzo spürte Fabiennes Stress und Rückzug. Aus Furcht vor neuen Anklagen wagte er aber nicht, sie anzusprechen, sondern freute sich über die Anfrage eines Freundes, sich auf dem Sportplatz zu treffen. Als sie ihn beim Abendessen konfrontierte, bestätigte sich auch seine Befürchtung, dass Fabienne unglaublich kompliziert sei und es ein Fehler gewesen war, sich ihr wieder anzunähern.

Sex, Erotik und eine zärtliche Beziehung leben gut von einer Prise Abenteuer – aber nicht von der Angst vor Verletzung. Es braucht Vertrauen, Respekt und Sicherheit, dass einem beim anderen nichts Schlimmes passiert. Doch das ist durch Sex allein nicht zu erreichen. Für eine ganzheitliche, vertraute, intime Beziehung braucht es Worte und innere Stabilität. Es braucht klärende und verbindende Gespräche.

Der Rückweg aus einer langen sexuellen Wüste geht meist nicht mit einem Schnipp, sondern ist ebenfalls ein längerer Weg der Wiederannäherung. Für diese Paare gilt das vorher Gesagte umso mehr: Es braucht die Stabilität beider Partner. Es braucht ihre Fähigkeit, sich mit eigenen Wünschen und Bedürfnissen zu zeigen, aber nicht von der Reaktion oder Erfüllung durch den anderen abhängig zu sein. Es braucht Autozentrierung, also die Fähigkeit, sich selbst gut zu spüren, wahrzunehmen und zu versorgen, und die immer wieder damit abwechselnde Fähigkeit zur Empathie mit und Offenheit für den anderen. Es braucht wirksame Möglichkeiten des Cool downs auf der verlangensstärkeren und mutige Aktivitäten des Turn ons auf der verlangensschwächeren Seite.

Kleine Hilfestellungen für gute Gespräche

Wenn die Gespräche fruchtbar sein sollen, ist es wichtig, ein paar Regeln zu beachten. Ich schätze, wir sind uns einig, dass es sich bei unserer Sexualität um ein besonders sensibles Thema handelt? Nirgendwo anders zeigen wir uns im wahrsten Sinne des Wortes so nackt und schutzlos wie im Bett. Schutzlos offen liegt nicht nur unser Körper mit seinen vermeintlichen Makeln, sondern auch unsere Seele. Gerade, wenn wir loslassen, gehen auch etwaige Alarmmelder auf Stand-by – und eine Verletzung trifft noch übler mitten ins Herz. Vorwürfe und Zuschreibungen rütteln an zentralen Säulen unserer Identität. Zur Erinnerung: Die Erektionsfähigkeit ist zentraler Bestandteil männlicher Identität und damit ein hochgradig verletzlicher Bereich. Aber auch bei der Frau können Vorwürfe bezüglich Aussehen, Frigidität oder auch dem Gegenteil – der Vorwurf, unersättlich zu sein – mitten ins Herz treffen. Es braucht im Bett also umso mehr verbale Abrüstung und Konstruktivität. Hier kommen ein paar zentrale Regeln, die jedes Gespräch über Sexualität prägen und begleiten sollten.

1. Regel: Den apokalyptischen Reitern aus dem Weg gehen

Aus der jahrzehntelangen Paarforschung John Gottmans wissen wir: Es gibt ein paar zentrale Beziehungskiller, vier an der Zahl, die auch *apokalyptische Reiter* genannt werden: Der erste Reiter ist die *Kritik* am anderen. Vorwürfe, Zuschreibungen und Verallgemeinerungen auf die Persönlichkeit des anderen sind Killer für die Liebe. Auch die Hirnforschung bestätigt, dass Kritik neurobiologisch betrachtet ein Angriff ist und automatisch bzw. autonom unser vegetatives Defensivsystem mobilisiert. Damit wären wir beim zweiten Reiter: der *Defensivität*. Auf Kritik einfach zu kontern, Gegenangriffe zu starten oder pauschal alles abzuschmettern, ohne es an sich heranzulassen, trägt nicht zur Klärung, sondern zur Eskalation bei.

Wenn der dritte Reiter ins Spiel kommt, wird es besonders vernichtend: die *Verächtlichkeit*. Wenn eine Partnerschaft ein Niveau erreicht, auf dem einer den anderen karikiert, auslacht oder intimes Wissen ausspielt, ist das oft der Anfang vom Ende. Der vierte Reiter setzt dem noch den Deckel drauf: die *Blockade*. Wenn Kritik, Defensivität und Verächtlichkeit ein Maß erreicht haben, das kaum noch erträglich ist, schaltet das vegetative Nervensystem ab. Sie erinnern sich? Die Immobilisierung bewirkt eine Art Betäubung, bei der man oder frau nicht mehr wirklich klar denken kann, nicht mehr spürt, was wieder auf einen einprasselt, und auch nicht mehr wirklich reagiert.

2. Regel: Verallgemeinerungen vermeiden

Die vier apokalyptischen Reiter sind oft gepaart mit *Generalisierungen*: »Du machst immer/nie/dauernd/alles/nichts ...« Verallgemeinerungen sind Killerphrasen. Sie unterbinden den Kontakt. Und sie stimmen *nie*. Im wirklichen Leben gibt es praktisch von jeder gefühlten Dauersituation tatsächliche Ausnahmen. Aber wenn wir den anderen mit der gefühlten Wahrnehmung bombardieren, gehen die Türen dort zu. Der neurobiologische Angriff bewirkt autonom eine Defensivreaktion. Auf Verallgemeinerungen konstruktiv zu reagieren ist fast unmöglich. Wir sollten sie also komplett aus unserem aktiven Wortschatz streichen.

3. Regel: Die VW-Regel beachten

Leider spiegelt das Beschriebene die Alltagskommunikation vieler Paare wider. Die stehen jetzt da und sagen: »Was darf ich denn dann noch sagen? Wie soll das denn sonst gehen?« Es ist ganz einfach: Machen Sie aus Ihrem *Vorwurf einen Wunsch* (V ▶ W). Behalten Sie Ihre emotionale Intensität, aber tauschen Sie die Worte aus. Machen Sie aus jeder *Du*-Botschaft eine *Ich*-Botschaft. Und sprechen Sie dabei statt über das Fehlverhalten des anderen über Ihre eigenen Wünsche und Bedürfnisse. Skizzieren sie, wie es sein soll, und streichen Sie ersatzlos, wie es nicht sein soll. Sagen Sie statt »Bei dir muss immer alles ganz schnell gehen« lieber »Ich brauche meistens mehr Zeit«. Sagen Sie statt »So, wie du mit mir umgehst, kannst du's gleich ganz vergessen« ▶ «Ich wünsche mir, dass wir wieder respektvoller miteinander umgehen«. Oder statt »Wenn du immer so komisch da rumreibst, läuft bei mir gar nichts mehr« ▶ «Für mich wäre es schöner, wenn du ganz langsam anfangen würdest. Meine Brüste mögen es lieber, erst mal ganz in die Hand genommen zu werden. Vielleicht ein bisschen massieren. Den Druck mag ich auch, aber erst, wenn ich in der Erregung schon viel weiter bin«.

~~Verallgemeinerungen~~		~~zermürbende Wiederholungen~~
Vorwurf	▶	**Wunsch**
(Du-Botschaft)		**(Ich-Botschaft, Bedürfnisse)**
»Du bist immer …« »Du machst nie …«		»Ich wünsche mir …« »Ich brauche mehr … « »Für mich wäre wichtig, dass …« »Ich würde mich freuen, wenn …«

Vierte Regel: Über Bedürfnisse sprechen

Der Austausch über unsere Bedürfnisse sollte den Kern unserer Kommunikation ausmachen. Wenn wir darüber sprechen, was wir brauchen oder wie wir etwas erleben, zeigen wir uns im Herzen. Ja, wir sind damit auch verletzlich. Aber genau jetzt kann der andere sich mit uns verbinden. Und denken Sie an die Autozentrierung! Wenn eine Seite sagt: »Ich kann abends einfach nicht mehr so gut. Morgens bin ich frischer, ausgeschlafener und irgendwie auch lustvoller«, dann bedeutet das nicht, dass wir das auch erfüllen müssen. Das wäre heterozentriert. Wir sind nicht auf der Welt, es dem anderen recht zu machen. Wir können zu jedem Wunsch und jeder Bitte ja oder nein sagen. Jeder übernimmt für sich selbst Verantwortung. Aber wenn wir selbst stabil und erfüllt sind, dann ist es eine ganz normale menschliche Reaktion, dem Menschen, der uns am Herzen liegt, etwas Gutes zu tun. Den anderen zu beschenken. Und damit auch wieder beschenkt zu werden. Aber für diese positive Wechselseitigkeit braucht es offene Herzen und keine angeschossenen, alarmierten vegetativen Nervensysteme, die einander bekämpfen.

Umgang mit Triggern

Im Laufe des Lebens sind manche Worte, Muster oder Verhaltensweisen in unseren Seelen richtig wund geworden. Trigger können bestimmte Verhaltensweisen sein, Worte oder Sätze wie »Wollen wir mal wieder kuscheln?« oder »Das war klar!«. Sogenannte »wunde Punkte« sind entstanden. Manche sind uns bewusst, andere nicht. Die weniger bewussten aber sind an der Reaktion leicht abzulesen. Auf eine Formulierung, einen Satz oder ein Verhalten folgt eine massive Gegenreaktion. Außenstehende würden vermutlich staunend den Kopf schütteln, nach dem Motto: »Ja, das war nicht okay, aber dafür soo heftig zu reagieren?«

»Geschichte hinter der Geschichte«

Je massiver die Reaktion, umso deutlicher der Hinweis darauf, dass es eine »Geschichte hinter der Geschichte« gibt. Das heißt, es gibt aktuelle Verletzungen, die dabei getriggert werden. Das Gehirn hat aber auch alte Verletzungen ganz ähnlicher Struktur erkannt. Die sind meist hochgradig generalisiert, oft ganz unbewusst abgespeichert und heißen z. B. »Ich werde nicht gesehen«, »Ich bin schlecht« oder »Wenn ich nicht brav bin, werde ich verlassen«. Der Trigger, also das aktuelle Verhalten des Partners, löst dann eine autonome, defensive Kettenreaktion aus, die einen konstruktiven Kontakt verunmöglicht.

Eine Interaktion kann dann etwa folgendermaßen aussehen. Sie beginnt, wieder mutiger und offener zu kommunizieren, zeigt sich emotional und spricht über ihre Wünsche. Doch beim nächsten Mal hat er es vergessen, dass sie es z. B. langsamer mag, dass sie sich wünscht, er möge ihre Brüste zuerst mit der ganzen Hand liebkosen, bevor er die Brustspitzen stimuliert. Und plötzlich ist der seelische Schmerz umso größer. Seine Art, sie zu berühren, ist zu einem Trigger geworden, der vor dem Hintergrund, sich geöffnet und verletzlich gezeigt zu haben, noch mehr schmerzt. Ihr Gehirn erkennt also die bedrohliche, schmerzhafte Situation und schaltet blitzschnell auf ein Defensivsystem. Das switcht je nach Präferenz in Kampf um (»Du kapierst aber auch überhaupt nichts! Jetzt hab ich es dir hundert Mal gesagt, und es ist dir scheißegal!«) oder auf Flucht und den Impuls: »Jetzt drehe ich mich weg, und dann kannst du's vergessen mit dem Sex, du schnallst es ja nicht.« Oder falls es eine Disposition für die Immobilisierung gibt, ein inneres Abschalten, eine Gefühllosigkeit, Wehrlosigkeit: »Okay, dann mach halt, ich hab eh keine Chance«.

AUS DEM WIRKLICHEN LEBEN: FABIENNE UND ENZO

Als die gemeinsamen Kinder in der Pubertät waren, begann sich ihre Partnerschaft zu entspannen. Auch **FABIENNE** vermisste die körperliche Nähe und bedauerte, dass sich beide so voneinander entfernt hatten. **ENZO** hatte sich zwar mit der Distanz einigermaßen eingerichtet, freute sich aber, als Fabienne die Initiative ergriff und wieder ein paar Schritte auf ihn zu machte.

In den folgenden Jahren war der Sohn auf ein Sportinternat gewechselt, und es kam immer wieder vor, dass auch die Tochter bei einer Freundin übernachtete. Fabienne und Enzo hatten einen Kurs zur Gewaltfreien Kommunikation besucht und übten nun, auch über ihre sexuellen Bedürfnisse verletzungsfrei zu kommunizieren. Doch immer wieder kam es zu zermürbenden Rückschlägen.

Der Streit begann oft mit einer Bitte wie etwa der Frage, ob Enzo beim Geschlechtsverkehr nicht länger stillhalten könne. Die Frage triggerte einen alten Knopf in Enzo: »Es reicht nicht, was ich tue. Ich bin ein schlechter Liebhaber. Ich gebe alles und höre trotzdem, dass ich ein Versager bin.« Das war ein Vorwurf, den Enzo früher oft vom Vater gehört hatte, und damit eine alte Wunde. Zur alten Wunde kam der Schmerz über all die sexlosen Jahre und eine Angst, diese könnten sich wiederholen. In ihm schaltete etwas um, er wurde wütend und schlug zurück.

Fabienne versuchte noch ein Lob hinterherzuschieben, aber auch sie war getriggert, und aus ihrem Mund kamen plötzlich Vorwürfe. Enzo wurde immer wütender, begann zu brüllen und Fabienne zu beleidigen, bis diese in Tränen ausbrach. In Fabienne schaltete ebenfalls etwas um: Sie wurde plötzlich gefühllos, konnte nicht mehr denken und sprechen, fühlte sich unendlich einsam und unverstanden – auch das ein alter Trigger aus der Vergangenheit. Die Verzweiflung in diesen Rückfällen war so groß, dass es sich anfühlte, als hätten sie nichts dazugelernt, und es wäre besser gewesen, sie hätten sich getrennt.

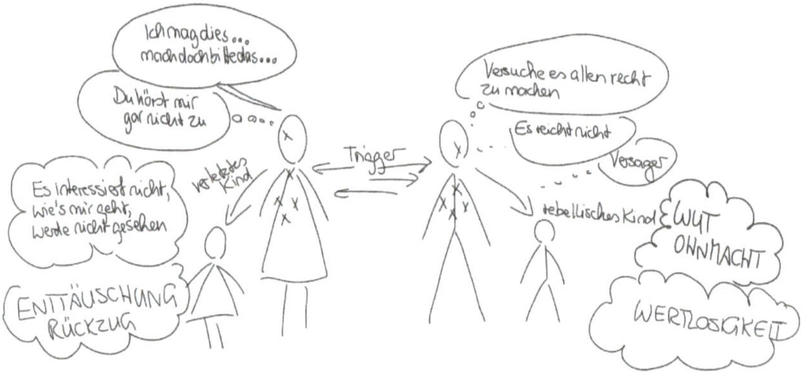

Ich mag dies … mach doch bitte das …
Du hörst mir gar nicht zu
Es interessiert nicht, wie's mir geht, werde nicht gesehen
verletztes Kind
ENTTÄUSCHUNG RÜCKZUG
Trigger
Versuche es allen recht zu machen
Es reicht nicht
Versager
rebellisches Kind
WUT OHNMACHT
WERTLOSIGKEIT

Stabile Reaktion

Für eine verbundene, lernfähige, entwicklungsfreudige Partnerschaft bedarf es der Stabilität und Regulierungsfähigkeit beider Personen. Es braucht Autozentrierung, die eigene Verantwortungsübernahme und die aktive Gestaltung des Geschehens.

AUS DEM WIRKLICHEN LEBEN: NOCH MAL FABIENNE UND ENZO

FABIENNE und **ENZO** blieben dran. Sie gaben nicht auf und konnten mit den Monaten und Jahren sehen, wie sie sich weiterentwickelt hatten. Das bedeutete aber nicht, dass die alten Trigger nicht mehr funktionierten. Immer wieder kam es zu Situationen, die sehr ähnlich gestrickt waren wie früher und die die alte Alarmreaktion hervorriefen. Zunehmend neu war jedoch die Reaktion beider. Wenn

Enzo mal wieder schnell und gierig zur Sache kommen wollte, drückte es in Fabienne noch den alten Knopf, aber sie konnte sich schneller sagen: »Ja, ich habe es ihm schon dreimal gesagt, aber er hat es sich anders angewöhnt. Vielleicht ist es für ihn so einfacher oder stimmiger. Vermutlich würde ich dann auch nicht dran denken.« Dann nahm sie mit weicher, aber bestimmter Hand die seine und führte sie. Sie hielt die Hand mit warmem Druck an der Stelle, an der sie es mochte, und entschleunigte ihn. Manchmal begleitete Fabienne ihr Tun auch mit leisen Worten wie; »Schau mal, lieber so …«

Fabiennes neues Verhalten drückte zunächst auch Enzos alte Knöpfe, er fühlte sich kritisiert und drohte in den Zustand des trotzigen, verletzten Kindes zu kippen. Doch immer häufiger blieb seine Reaktion stabil. Zwar durchfuhr ihn der Gedanke »Schitt, hast wieder einen Fehler gemacht«, und er spürt seinen Ärger oder Fluchtimpuls. Aber dann regulierte er sich mit den inneren Worten: »Hey, das ist genau, was du wolltest! Dass sie mal aktiver mitmacht und zeigt, was sie will!«

Manchmal gab es auch einen kurzen Moment der Enttäuschung in ihm – etwa, weil er in seiner Erregung schon weiter war und ein bisschen Gas geben wollte. Auch dann half ihm ein freundlicher innerer Cool down wie etwa: »Komm, jetzt atme mal tief durch. Es ist noch nicht vorbei. Vielleicht wird's dadurch jetzt umso schärfer …« Auch Fabienne spürte Enzos innere Stabilisierung und wurde immer mutiger. Sie setzte ihren ganzen Körper ein und reckte ihre Brust seiner Hand entgegen. Die Begegnung wurde immer intensiver, und beide freuten sich über die begeisterte Antwort des anderen.

Sprechen mit den Körpern

Wir können mit Worten kommunizieren und mit unseren Körpern. In beiden Fällen gibt es ein gewisses Potenzial für Missverständnisse. Letztlich aber hat die Körpersprache eine tiefere und stärkere Wirkung. Aus der Kommunikationsforschung wissen wir beispielsweise, dass wir Menschen bei inkongruenten Botschaften – wenn also Haltung und Mimik etwas anderes ausdrücken als die Worte – eher dem Körper glauben. Wir lesen den anderen und verlassen uns dabei eher auf das, was wir (meinen zu) sehen.

Gerade in Partnerschaften, in denen die Anziehung verloren gegangen ist, fehlt damit ein tragendes Element der Beziehung. Der Körper wird nicht mehr zur positiven Kommunikation eingesetzt, sondern oft nur noch mit feindseligem Blick gelesen und interpretiert. Berührungen lösen unangenehme Erinnerungen aus, triggern so alte Wunden und werden schließlich vermieden.

Doch unsere Körper sind auch ein potentes Kommunikationsmedium und stärken die Beziehung. Wir haben bereits davon gesprochen, dass bei Berührungen ein Cocktail an glücklich machenden, beruhigenden, anregenden, teils schmerzstillenden und vor allem bindungsstärkenden Stoffen ausgeschüttet wird. Münder, Hände und anderes können auch eine Hilfestellung sein, wenn die richtigen Worte fehlen oder die Hemmschwelle zu sprechen höher ist. Wichtig ist, dass Bewegungen, Berührungen und Gesten ruhig und achtsam ausgeführt werden.

Der Paarforscher John Gottman fand heraus, dass eine stabile Partnerschaft mit guter Prognose ein Verhältnis von 5:1 aus Positivität zu Negativität braucht. Und dazu gehören auch körperliche Aufmerksamkeiten und Zärtlichkeiten. Es braucht also fünf Zeichen wie etwa eine Entschuldigung, ein Lob, eine zärtliche Berührung, ein interessiertes Nachfragen und eine liebevolle Umarmung, um beispielsweise eine Beleidigung auszugleichen. Theoretisch geht das auch allein mit Worten. Aber die körperliche Begegnung vertieft jede Partnerschaft.

Und insbesondere in der Sexualität ist der Körper unser Medium. Wir gehen uns damit an die Haut und unter die Haut. Mit der Erlaubnis des anderen dringen wir in andere Körper ein. Das erfordert Sicherheit und ein tiefes Vertrauen ineinander. Und wenn es gut läuft, bestätigt und stärkt die Begegnung wieder das Gefühl von Sicherheit und Vertrauen – ein Engelskreis statt des Teufelskreises.

Achtsame Berührungen

Wenn körperliche Begegnungen schwierig geworden sind, ist die Achtsamkeit eine Möglichkeit, den Kontakt wieder aufzunehmen. Achtsamkeit bedeutet Entschleunigung. Achtsame Berührungen bedeuten, jeden Schritt der Begegnung intensiv wahrzunehmen.

Es bedeutet, in den Körper hineinzuspüren, jede Faser, jede Pore wahrzunehmen, jedes Härchen zu spüren, jede Vibration und jede Bewegung. Es einfach wahrzunehmen, nicht zu bewerten. »Aha, so ist das hier.« Es bedeutet, sich selbst zu beruhigen und auch mit den unterschiedlichen Qualitäten von Berührung zu spielen:

- Wie fühlt es sich an, wenn ich mit den Fingerspitzen darüberfahre? Wie mit der ganzen Handfläche? Dann probiere ich es vielleicht mal ganz langsam. Dann mal etwas schneller.
- Wie ist es, wenn ich meine Hand mal drehe? Was spüre ich mit meinem Handrücken? Ist das intensiver oder weniger intensiv?
- Und mit den Seiten der Hand, den beweglichen Fingern?
- Was will meine Hand?

Und immer wieder langsam werden, achtsam werden.

Doch wenn die Seele wund ist, weil alte Verletzungen im Gedächtnis abgespeichert sind, erkennt das autonome Nervensystem die Berührung als alte Gefahr. Es meldet Alarm und schaltet um auf einen Defensivmodus, der die Begegnung direkt in eine Wiederholungsschleife steuert. Jetzt müssen wir dem autonomen Nervensystem aktiv signalisieren, dass die Gefahr vorüber ist und wir der Begegnung eine neue Chance geben möchten. Dabei wird es zu Triggern und zu Wiederholungen kommen, aber die innere Reaktion ist oft heftiger als die reale Gefahr. Es braucht also wieder viel Selbstverantwortung und Selbstberuhigung:

- Seine Hand längere Zeit auf meinem Bauch ▸ »Achtung! Hilfe! So war das früher auch. Ich weiß, was jetzt kommt. Ich muss wieder!« ▸ Ich beruhige mich selbst: »Warte ab! Spüre nach! Gar nichts muss! Wie fühlt es sich an? Atme!«
- Oder die eigene Hand auf seinem Bauch ▸ »Jetzt geht der mühselige Sex wieder los. Ich will hier weg!« ▸ Ich beruhige mich selbst: »Langsam. Du kannst weg, aber du musst nicht. Spüre nach. Ist es da warm oder kalt? Rau oder weich? Hat sich was verändert? Wie fühlt meine eigene Hand sich an? Ist da Anspannung? Wärme? Atme in die Berührung.«

- Oder die Berührung spült eine Welle des Wollens hoch ▸ »Boah, Hammer! Wie weich die Haut! Ich will mich reingraben! Ich will mehr!« ▸ Ich beruhige mich selbst: »Langsam! Mache jetzt nichts. Halte die Berührung. Atme! Spüre! Rieche! Lass dich ganz ruhig werden. Genieße!«

Wenn Sie schon sehr lange raus sind aus der sexuellen Begegnung, sich nach wirklich langer Zeit mal wieder anders anfassen, dann ist es oft besser, in kleinen Schritten vorzugehen. Es muss nicht gleich Geschlechtsverkehr sein. Beginnen Sie damit, erst einmal nur eng beieinander zu sitzen oder zu liegen. Beim nächsten Mal berühren Sie sich aktiv – aber nicht an den erogenen Zonen. Irgendein weiteres Mal werden die erogenen Zonen einbezogen, aber es kommt nicht zum Sex.

Lassen Sie sich ein auf die Begegnung, aber beenden Sie sie auch bald wieder. Sie machen Schluss für heute, aber machen auch bald wieder weiter – nicht einen Monat oder ein Jahr später, sondern am nächsten oder übernächsten Tag. Oder ein paar Stunden später. Aber bitte niemals im Stress oder nebenbei! Denken Sie an das dann aktivierte sympathische Nervensystem! Denn das wird schiefgehen. Im Sympathikus ist der Muskeltonus erhöht, die Berührung fühlt sich dann eher kitzelig oder nervig an als angenehm. Der Blick auf den anderen ist nicht wohlwollend, sondern gestresst, fordernd oder abwertend. Achtsame Berührungen sind ein sehr zartes Pflänzchen, das nicht so leicht wieder unter die Räder kommen darf. Sorgen Sie bei jeder Begegnung für einen sicheren Rahmen, Ruhe und Entspannung. Und zwar für beide.

Slowsex

Slowsex oder achtsamer Sex ist auch eine Art der Kommunikation. Diana Richardson, die den Begriff des Slowsex einführte, unterscheidet zwischen »heißem« und »coolem« Sex. Der heiße Sex ist fokussiert auf den Orgasmus. Er lebt von hoher Spannung, Dynamik und Geschwindigkeit. In wenigen Minuten ist der Pegel hochgetrieben und mit dem Orgasmus die Luft raus. Diese Art von Sex ist zwar spannend, aber sie schafft wenig Nähe und macht nicht lange satt.

Anders der Slowsex. Hier kommunizieren die Genitalien auf eine langsame und achtsame Weise. Wenn der sexuelle Faden ganz abgerissen ist und Sie sich fürchten, miteinander in einen Strudel aus Trieb, Scham und Angst vor Wiederholung zu fallen, dann beginnen Sie mit achtsamen Berührungen und gehen irgendwann über in Slowsex. Auch jetzt geht es darum, die Körper sprechen zu lassen und den Prozess sehr, sehr zu entschleunigen. Langsamkeit ist das Gebot der Stunde – achtsame Langsamkeit und immer wieder die innere Selbstberuhigung.

Slowsex bedeutet, die Genitalien achtsam in Kontakt zu bringen. Sie kommunizieren miteinander wie Menschen normalerweise mit Worten.

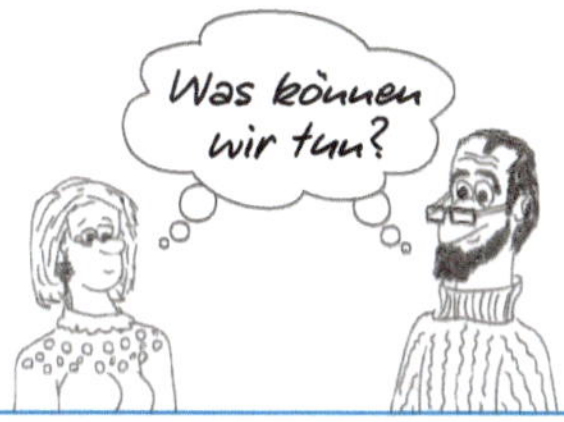

Das können Sie tun!

Slowsex

Sorgen Sie jetzt umso mehr für einen ruhigen, sicheren und ungestörten Rahmen. Und nehmen Sie sich Zeit – auch hier wieder mindestens eine Stunde! Legen Sie sich so, dass Sie bequem und ohne Anstrengung eine Weile in dieser Position liegen können. Eine Möglichkeit ist z. B., wenn sie mit geöffneten Beinen auf dem Rücken liegt und er auf der Seite mit etwas nach vorne geneigtem Körper und Becken zwischen ihren Beinen. Dabei liegt sein unteres Bein unter und sein oberes auf ihrem Bein.

Jetzt begegnen sich die Geschlechtsteile. Sie können auch einen nichterigierten Penis ein kleines Stückchen in die geöffnete Vagina schieben. Und dann werden Sie ganz ruhig miteinander. Sie können sich ansehen oder die Augen schließen. Sie können miteinander sprechen – aber nur wohlwollend und über positive Dinge! – oder einfach schweigen. Die Wahrnehmung ist vor allem beim Genital.

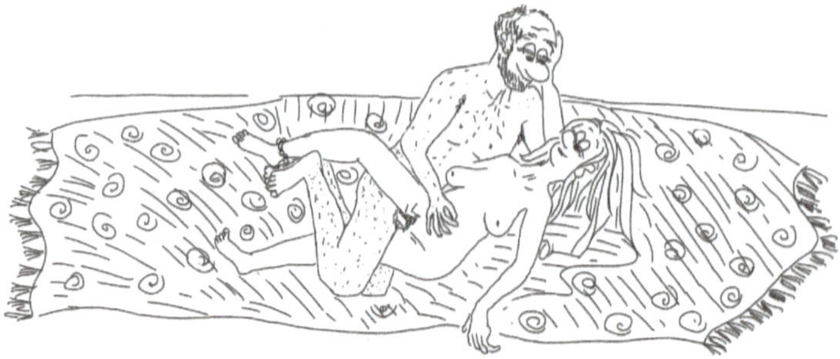

- Was spüre ich? Spüre ich die Penisspitze in mir bzw. den Eingang der Vagina um mich herum? Wie fühlt sich das an? Warm, kühl, heiß? Was passiert? Pulsiert da etwas? Strömt etwas? Was passiert in meinem Genital? Liegt es da, ruhig und entspannt? Genießt es? Oder freut es sich? Wächst oder öffnet es sich ein Stück? ...
- Und was passiert jetzt? Werde ich eingeladen, noch weiter einzutreten? Was sagt mein Penis dazu? Freut er sich und füllt begeistert den Eingang? Oder erschrickt er? Kommen Gedanken, Gefühle, Stress? Dann beruhige ich mich wieder selbst. Ich muss gar nichts. Ich darf einfach da sein und genießen. Und ich lenke meine Wahrnehmung immer wieder auf meinen Körper. Wo ist Anspannung? Da atme ich bewusst hinein und löse sie. Was spüre ich jetzt ...?
- Und wie geht es meiner Vulva? Ist sie warm, heiß, feucht? Gibt es eine Welle von Lust und Freude? Ich atme und genieße. Oder gibt es eine Welle unangenehmer Gedanken, Erinnerungen, Angst oder Stress? Dann beruhige ich mich selbst: Ich atme tief in meinen Bauch. Ich atme bewusst immer eine Spur länger aus als ein und entspanne mich. Ich muss gar nichts. Ich darf einfach nur hier liegen, mich mit dir entspannen und genießen.

Nehmen Sie sich für den achtsamen Sex wirklich viel Zeit. Er muss überhaupt nirgends hinführen. Er kann einfach ein entspanntes, achtsames Gespräch der Genitalien miteinander gewesen sein. Eine Übung in Achtsamkeit, Selbstberuhigung und Kontakt.

Es kann aber auch eine ziemlich begeisterte Kommunikation miteinander entstehen. Eine körperliche Erregung und emotionale Lust, sich immer weiter zu öffnen, immer weiter aufzunehmen und immer ausgefüllter zu werden. Oder immer mehr zu wachsen, immer mehr zu genießen, so freudig, feucht und offen empfangen zu werden. Das kann ein guter, langsamer Einstieg in den Geschlechtsverkehr sein, wenn der übliche Sex danach nicht aufgerieben und negativ behaftet ist. Ist das allerdings der Fall, dann treten Sie lieber auf die Bremse. Bleiben Sie langsam, bleiben Sie achtsam, atmen Sie tief, spüren Sie, genießen Sie. Auch das kann die Intensität so steigern, dass es zu einem ungeahnten oder intensiven Höhepunkt kommen kann.

AUS DEM WIRKLICHEN LEBEN: FABIENNE UND ENZO

Auch für **FABIENNE** und **ENZO** war Slowsex die Wende ihrer Erotik. Bereits in den Jahren davor hatten sie wieder begonnen, miteinander zu schlafen. Doch der Sex aktivierte viele alte Triggerpunkte: Wenn Enzo Fabienne streichelte, kam ihr der Gedanke, er will mich benutzen und wieder nur schnell fertig werden. Wenn Fabienne einmal zögerlich auf seine Einladungen reagierte, schrillten in ihm die Alarmglocken: Achtung, sie will wieder aussteigen! Wenn er sie manuell stimulierte oder in sie eindrang, kamen ihr alte Erinnerungen an stressbeladene Begegnungen und wenn sie beim Sex nur still dalag, kam in ihm hoch: Ich muss wieder alles allein machen …

Zufällig hatten beide eine Fernsehreportage über Slowsex gesehen. Was die Menschen dort berichteten, berührte beide. Es brachte eine tiefe Sehnsucht zum Klingen, endlich wirklich entspannt, angstfrei und tief verbunden in körperlichem Kontakt zu sein. Die ersten Gehversuche waren noch etwas holprig, doch diesmal war Fabienne die treibende Kraft, die dranbleiben wollte. Nach einiger Zeit waren die neuen sexuellen Begegnungen wirklich anders. Sie berührten beide im Herzen, machten einerseits eine Ruhe und Sattheit – und andererseits Lust auf ein Mehr dieser schönen Erfahrungen.

Alles Wissenswerte in Kürze

Sexualität ist Kommunikation. Doch nach vielen Beziehungsjahren sind oft die Körper wie die Münder in ihrer Kommunikationsfähigkeit geschrumpft. Manche kommunizieren gar nicht mehr miteinander. Steigen Sie aus dem Entweder-oder aus. Es geht nicht darum, ob Sie zuerst miteinander sprechen oder miteinander schlafen. Erschließen Sie wieder die vielen Zwischentöne und den echten, verletzungsfreien Kontakt zueinander. Berühren Sie sich wieder mehr – vor allem auch ohne jegliche erotischen Absichten. Sprechen Sie wieder mehr über sich und die wirklich bedeutsamen Dinge in Ihrem Leben und Ihrer Beziehung.

Achten Sie dabei unbedingt auf eine verletzungsfreie Sprache: keine Kritik, keine Vorwürfe, keine Verallgemeinerungen oder zermürbenden Wiederholungen. Sprechen Sie in sauberen Ich-Botschaften über Ihre Gefühle, Ihre Wünsche und vor allem Ihre Bedürfnisse. Es braucht keinen Kompromiss oder keine direkte Lösung. Hauptsache, Sie sind wieder in einem echten Kontakt mit sich, dem anderen, mit Ihren Körpern und Ihren Herzen.

Wenn Sie spüren, dass Ihr Organismus bei Triggern autonom in eine Defensivreaktion rutscht, übernehmen Sie selbst Verantwortung dafür. Machen Sie sich klar, dass es sich um Erinnerungen und alte Verletzungen handelt, kommen Sie zurück ins Hier und Jetzt, beruhigen Sie sich selbst und geben Sie der Begegnung so eine reelle neue Chance.

Herzstück 2: Der bewegte Körper

Um Missverständnissen vorzubeugen, sei hier zuerst betont: Mit »bewegtem Körper« meine ich nicht Aktionismus im Bett. Es geht nicht um Stellungswechsel, hochfrequentes Rammeln und große Gesten. Das können Sie natürlich auch machen. Das ist heißer Sex und macht zwischendurch auch mal Spaß. Aber wenn es partnerschaftlich schwierig wird, wenn die Verlangensunterschiede auseinanderklaffen und die Verbindung verloren geht, braucht es oft etwas anderes. Es braucht Entschleunigung, Achtsamkeit und es braucht den Genuss im Tun und nicht nur im Ergebnis. Und dazu brauchen wir die Bewegung, insbesondere im Becken.

Ein bewegter Körper und ein bewegtes Becken sind eine Art Allheilmittel. Bewegung mobilisiert die Muskulatur. Sie pumpt, massiert und fördert die Durchblutung. Und sie spannt an der einen Stelle und entspannt sich in diesem Moment an einer anderen Stelle. Der bewegte Körper wechselt fließend zwischen Anspannung und Entspannung und ermöglicht, dass sich das gute Gefühl verteilt, verbreitet, dass es diffundiert. Sie erinnern sich an den Aufbau der Geschlechtsorgane in der erotischen Schatzkiste, dem Becken? Dort drin liegt alles, was klingen kann. Genuss verschafft nicht nur der kleine Klitoriskopf. Und nicht nur die Eichel im Außenbereich. Nein, der ganze Penis samt Wurzel, Prostata, Harn- und Analbereich kann spüren. Oder die ganze, alles umschließende Klitoris, der empfindlichere vaginale Eingang, die G-Zone bis hin zum Gebärmutterhals. Alles ist von den verschiedenen Schichten der Beckenbodenmuskulatur umschlossen. Und in der Bewegung, im Spiel der Muskulatur, kneten und massieren Sie selbst praktisch Ihre eigenen erogenen Zonen durch.

Anspannung

Viele Menschen, die ihre Sexualität mit einem relativ engen Druck- oder Reibemodus leben, kommen irgendwann damit an Grenzen des Erlebens. Oft kommt irgendwann der Tag, an dem »es« nicht mehr funktioniert, an dem »er« nicht mehr steht oder an dem Sex mehr Stress als Spaß bedeutet. Warum ist das so?

Bei den Spannungsmodi breitet sich die erhöhte Muskelspannung manchmal im Becken aus, manchmal im gesamten Rumpfbereich und manchmal im gesamten Körper über die Arme, Hände, Beine bis hin zu einem angespannten Gesicht mit zusammengekniffenen Augen, Lippen oder Zähnen.

Die Anspannung hat einmal gut funktioniert, um die Erregung zu erzeugen, zu steigern, zu kanalisieren und zu kommen – sonst wäre sie nicht erlernt worden. Doch im Laufe des Lebens verändern sich die Körperprozesse. Die Erregungsquellen verändern sich. Sie unterliegen einer Verstärkererosion und müssen beispielsweise nach Abklingen der ersten Verliebtheit neu erschlossen werden. Oberflächenrezeptoren ebenso wie kognitive Push-ups oder sexuelle Fantasien »nutzen« sich mit der Zeit ab. Eine völlig normale Reaktion auf die nachlassende hormonelle Unterstützung ist beispielsweise, dass es einen größeren Krafteinsatz an Druck oder Reibung an Penis oder Klitoris braucht, um das gleiche Ziel – nämlich Erregung bzw. einen Orgasmus – zu erreichen. Gleichzeitig lassen aber Ausdauer und Kräfte im Laufe der Jahre etwas nach. Die Erfolgsbilanz bei gleichem Einsatz wird also mit den Jahren schlechter.

Mögliche Auswirkungen bei Frauen

Viele Frauen mit hohem Spannungsmodus kennen zwar die orgastische Entladung. Die hat aber keine allzu große Attraktivität, weil die sich eher klein, spitz und im Verhältnis zum Aufwand irgendwann nicht mehr lohnend genug anfühlt. Manche Frauen kennen gar keinen Orgasmus. Viele Frauen genießen zwar die Selbstbefriedigung, weil die mit dem hohen Spannungsmuster gut funktioniert, sind aber frustriert vom Paarsex, weil sie da einfach nicht auf ihre Kosten kommen. Oder weil sie selbst Hand anlegen müssen, das unerotisch finden, in Stress geraten und sich selbst oder den anderen abwerten.

Es kann auch sein, dass eine Frau mit sehr niedriger Muskelspannung eine Sequenz lustvoller Erregung im ondulierenden Modus erlebt, diese aber nicht bis zum Höhepunkt steigern kann. Das fühlt sich mit der Zeit unbefriedigend und unfair an. Oder es kann sein, dass der Partner zu früh kommt und mit der Zeit frustriert ist vom Unbefriedigtsein.

Die sogenannte *koitale Anorgasmie* – also Schwierigkeiten, beim Geschlechtsverkehr zum Orgasmus zu kommen – führt bei vielen heterosexuellen Frauen über kurz oder lang zu einem Abnehmen des Begehrens. Oder die Vagina ist im hohen Spannungsmodus zu verkrampft und schmerzhaft, um irgendetwas, geschweige denn den Penis, aufzunehmen. Ebenso kann es sein, dass der Geschlechtsverkehr zustande kommt, die Vagina aber zu wenig feucht ist, was ebenfalls wieder *Schmerzen* verursachen kann und die Aktion nicht nur erotisch uninteressant macht, sondern auch Widerstand hervorruft.

Das liegt übrigens daran, dass bei sehr hoher Spannung im Beckenboden die *Vasokongestion* – also das Anschwellen des Genitals und damit auch die *Lubrikation*, das Feuchtwerden der Vagina – unterdrückt wird. Die Vasokongestion ist dann nur auf einen kleinen, engen Bereich der Vulva oder Klitoris beschränkt. Lubrikation aber kommt eher von innen. Fehlt die Feuchtigkeit am Eingang oder ist sie zu gering, kann das frühe Eindringen des Penis schmerzhaft sein. Die Vagina ist praktisch noch nicht bereit für den Besuch. Das erzeugt nachvollziehbarerweise Stress. Und der Stress wiederum führt dazu, dass die gesamte Aktion noch angespannter, ziemlich störanfällig und potenziell negativ wird. Winzige »Stimulationsfehler« oder Ablenkungen können die Erregung auf null abstürzen lassen. Bei einem bewegten und damit gut durchbluteten Becken kommt es dagegen nicht so leicht zur *Dekongestion*, also Austrocknung der Schleimhäute. Auch bei kleinen Unterbrechungen bleibt die Erregung bestehen und lässt sich wieder aufnehmen.

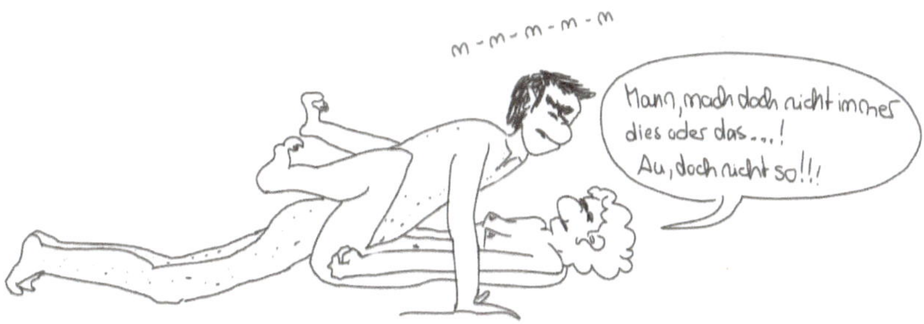
m-m-m-m-m
Mann, mach doch nicht immer dies oder das...!
Au, doch nicht so!!!

Mögliche Auswirkungen bei Männern

Viele Männer erleben bereits in jungen Jahren erektile Dysfunktionen. Die Erektion ist ein unwillkürlicher Prozess wie etwa der Appetit beim Essen oder der Schlaf. Es funktioniert nicht zu sagen: »Ich muss jetzt endlich einschlafen, verflixt!«, denn Druck bewirkt eher das Gegenteil. Allenfalls über die Veränderung der Rahmenbedingungen lässt sich eine Situation schaffen, in der der Schlaf, der Appetit oder die Erektion kommt.

Es braucht also das Zusammenspiel kognitiv-emotionaler und körperlicher Komponenten, um dem Penis zu signalisieren: »Alles ist gut. Du bist okay so, wie du bist. Du musst gar nichts. Worauf hast du Lust? Ah, darauf? Wie fühlt sich das an? Ja, du darfst das!«

Selbstverständlich gibt es auch körperliche Ursachen für erektile Probleme. Hier gilt die Regel: Lassen Sie zuerst die somatischen Umstände untersuchen, denn die lassen sich meist leichter ausschließen als psychologische. Zwar sind sehr viele *erektile Dysfunktionen* hausgemacht im Sinne etwa der operanten Konditionierung – z. B. durch regelmäßigen exzessiven Pornokonsum oder eine sich aufschaukelnde Angstspirale. Doch es gibt auch andere Hintergründe: Beispielsweise leiden Dreiviertel der chronischen Diabetiker wegen schlechter Durchblutung – und damit auch Penisdurchblutung – unter erektilen Dysfunktionen. Ein hoher Spannungsmodus kann die restlichen Gefäße weiter abklemmen, wogegen ein bewegtes Becken samt Beckenbodenmuskulatur die Durchblutung wieder fördern kann.

Weiterhin ist wichtig zu wissen, dass bei allen Männern die erektile Funktion im Lauf des Lebens nachlässt. Der Peak liegt meist etwa bei einem Alter von Mitte 20. Danach gibt es eine Tendenz zum Nachlassen. In den 40er- und 50er-Lebensjahren ist es völlig normal, dass die Erektion langsamer entsteht, weniger hart wird, manchmal schwankt, leichter zurückgeht und danach längere Erholungszeiten braucht. Die individuellen Unterschiede sind natürlich groß. Aber eins ist allgemein bekannt: Stress beschleunigt den Abbau. Und erotisches Lernen mit einem Ausschöpfen des körperlichen Potenzials verzögert den Abbauprozess. Hintergrund erektiler Dysfunktionen ist also meist kein Schicksal oder Versagen, sondern es sind natürliche Prozesse plus fehlende oder einseitige Lernschritte in der Aneignung und Verkörperung sexueller Funktion.

Männer mit einem sehr engen Druck- und/oder Reibemodus können also früh erleben, dass die Stimulation beim Paarsex nicht ausreicht. Die Vagina ist für ihr Empfinden viel zu weit und wenig hart, um den erforderlichen Druck aufzubauen. Dieser Erregungsmodus kann also bereits im jungen Erwachsenenalter zu Erektionsproblemen führen. Ein etwas weiterer Reibemodus, der aber die emotionale

Flut erotisierter Bilder braucht, wird vermutlich bei deutlicherem Testosteronabfall um die 40 oder 50 an seine Grenzen kommen.

Es gibt unterschiedliche Gründe, die bei Männern zu einer *Ejaculatio praecox*, also dem vorzeitigen Samenerguss, führen können. Einige Männer mögen zwar Sex, aber sie sind dabei recht hastig und oberflächlich. Sie erregen sich leicht und kommen gern schnell – und manchmal wird es in der Hast eben zu schnell. Es kann auch sein, dass sie Angst vor der Intimität haben und deshalb sehr angespannt und schnell sind. Andere brauchen und suchen die Emotion, die positiven Gefühle von Liebe und Begehren. Ihre Haltung ist heterozentriert, sie haben die Erregung der Partnerin erotisiert, ihre eigene geschlechtliche Wahrnehmung dagegen kaum. Intimität und Bindung ist ihnen wichtiger als ihre eigene Genitalität. Die eigene Erregbarkeit ist wenig bewusst. So kann es passieren, dass sie die Erektion verlieren oder auch zu früh kommen. Starke Emotionen und eine neurovegetative Unruhe lösen dann die Beckenbodenkontraktionen aus, die im Moment des Eindringens oder kurz danach zur Entladung führen.

AUS DEM WIRKLICHEN LEBEN: JEANETTE UND PETER

PETER hat große Lust auf **JEANETTE**. Er findet sie wirklich attraktiv, genießt es, wenn sie erregt ist, und mag den Sex. Grundsätzlich. Im Inneren hat er aber Angst davor. Denn sein bestes Stück hat ihm schon öfter den Dienst versagt. Und davor hat er inzwischen eine Riesenangst.

Heute wäre ein guter Tag, um es mal wieder zu probieren. Jeanette kommt nackt aus der Dusche, kämmt ihr Haar und signalisiert ihm irgendwie, dass sie offen ist. Er tritt von hinten an sie heran, umarmt sie und beginnt ihren Bauch und ihre Vulva zu streicheln. Er berührt auch ihre Brüste und spürt, wie sie sich freudig der Hand entgegenrecken. »Geil«, denkt er. »Ich genieße es, sie nackt zu sehen, zu spüren und zu erregen«. Seinen eigenen Penis beachtet Peter nicht, er ist völlig heterozentriert, ganz gefangen von dem aufregenden Film vor dem Badezimmerspiegel und davon, wie lustvoll Jeanette sich zeigt. Irgendwann meint er an ihr zu lesen, dass er jetzt eindringen sollte. »Achtung! Jetzt musst du aufpassen!«, denkt er, hält die Luft an, wird ganz steif und versucht, aus seinem Penis rauszuholen, was rauszuholen ist. In seinem Kopf beginnen die stressigen Gedanken zu kreisen: »Ist er schon steif genug? Hoffentlich klappt es!«

Er beugt Jeanette über den Waschtisch und versucht, in sie einzudringen. »Ufff, es klappt!« Sein Körper ist ganz angespannt. Die schnellen Bumsbewegungen fühlen sich an wie Schwerstarbeit. »Hoffentlich reicht es!?«, denkt er. Doch die Stimulation ist nicht genug. »Schitt, ich spüre ihn nicht!«, sein Penis ist wie taub. Er müht sich ab mit immer mehr Kraft, doch spürt auch, dass er die Erektion nicht mehr halten kann. »Mist, du Schlappschwanz! Hast du wieder versagt.«

Jeanette wirkt enttäuscht, doch sie versucht, es nicht zu zeigen. Sie ermuntert ihn: »Komm, wir können ins Bett umziehen. Ist doch nicht so schlimm.« Aber Peter ist resigniert, beschämt, verzweifelt. Er schüttelt den Kopf und ist für Jeanette nicht mehr zu erreichen.

Vom Kopf in den Körper

Gefühle sind etwas Wunderbares, solange sie Freude machen, das Feuer entfachen, von Verliebtheit energetisiert oder einfach glücklich, stolz und begehrlich sind. Auch Gedanken können helfen, solange sie die Aktion erlauben, inspirieren und fördern.

Doch Sie erinnern sich an die Modi unseres vegetativen Nervensystems? Eine hohe Muskelspannung ist für unseren Organismus mit einer hohen Aktivierung des sympathischen Nervensystems gekoppelt. Der Sympathikus steht für Mobilisierung und kann zu Sport und Spiel aktivieren. Er kann aber auch sehr leicht kippen. Minimale Trigger – etwa ein Anflug von Sorge, Angst oder Enttäuschung – können der Aktivierung eine feindselige Komponente geben. Die Gedanken werden negativ und defensiv. Sie schweifen in die Vergangenheit, sie suchen und finden Situationen, in denen es unangenehm war oder schiefgegangen ist. Sie schweifen in die Zukunft und befeuern die Angst, es könnte wieder schiefgehen. Und wenn das passieren würde, dann geschähe auch noch dies und das.

Die Gefahr, dass Gedanken und Gefühle im Spannungsmodus des Sympathikus ins Negative kippen, dass plötzlich Angst, Ärger oder

Verletzung auftauchen und in einer Negativspirale davongaloppieren, ist groß. Doch was können wir dagegen tun?

Die Lösung ist der Körper. Er ist immer im Hier und Jetzt. Auch wenn er schlechte Erfahrungen gemacht hat, gibt es neutralere Wahrnehmungen im Hier und Jetzt. Auch wenn es eine Furcht gibt, wieder mit schlechten Gefühlen aus der Situation hervorzugehen, sind es die Gedanken, die mit einer bestimmten Bewertung gekoppelt sind und eine Wiederholung begünstigen. Die konkrete Körperwahrnehmung dazu ist unter Umständen anders.

Der Körper ist hier an genau diesem Ort, an dem Sie jetzt gerade sind. Auf genau diesem Stuhl, auf dem Sie gerade sitzen, dem Bett, in dem Sie gerade liegen oder der Straßenbahn, in der Sie sich gerade befinden, während Sie dieses Buch lesen. Der Körper ist genau jetzt hier, zu genau dieser Uhrzeit, an genau diesem Tag in genau dieser Jahreszeit in genau diesem Jahr – nicht davor und nicht danach.
Was spürt Ihr Körper genau hier und genau jetzt? Spüren Sie die Fläche unter Ihrem Gesäß, auf der Sie sitzen? Spüren Sie den Druck des Gewichts? Wie fühlt sich Ihre Wirbelsäule an? Ist sie ein bisschen krumm oder gerade oder entspannt angelehnt? Oder steht sie aufgerichtet und hält stolz Ihren Kopf? Wie ist die Muskelspannung in Ihren Schultern, im Rücken und im Nacken? Von wo bis wo geht die Anspannung? Wird es irgendwo wieder entspannter? Wie fühlen sich Ihre Hände an? Sind die warm, feucht, trocken oder kühl? Wenn ja: Wo genau sind sie kühl? Wo werden sie wieder wärmer? Zwischen den Fingern, in den Fingerspitzen? Spüren Sie den Stoff Ihrer Kleidung auf Ihrer Haut? Spüren Sie mal genau hin: Können Sie die Bewegung des Stoffes auf Ihrer Haut spüren, ausgelöst durch die Atembewegungen? Ein leichtes Verrutschen oder Spannen des Stoffs und dann wieder ein Lösen?

Wie ging es Ihnen beim Lesen dieses Abschnitts? Waren Sie im Kopf oder im Körper? Waren Sie bei Ihren Gedanken und Sorgen? Waren Sie in der Vergangenheit oder Zukunft? Oder konnten Sie Ihre

Wahrnehmung auf den Körper lenken? Was hat das ausgelöst: Hat es Sie eher aktiviert, gestresst und angespannter gemacht oder eher entspannt und gelöst?

Atem

Viele Menschen können aus dem Kopfkino aussteigen, je mehr sie lernen, achtsam und wertfrei auf ihren Körper zu hören. Die Wahrnehmung wird dabei beschäftigt und gebunden, sodass sie dem Kopf zum Kreiseln und Grübeln nicht mehr so sehr zur Verfügung steht. Eine wichtige Rolle spielt dabei der Atem. Er kann sich wie das gesamte vegetative Nervensystem bei der achtsamen Körperwahrnehmung vertiefen und beruhigen. Viele Meditationsformen nutzen den Atem aktiv zur Körperbeobachtung. Das hat viele Vorteile – z. B. haben wir unseren Atem schließlich immer dabei und brauchen dafür keine Hilfsmittel. Er ist da, wenn wir etwa in der Schule, am Arbeitsplatz oder in der Bahn sitzen, auch wenn wir alles andere gerade vergessen haben. Der Atem ist dabei nicht statisch, sondern liefert uns eine sanfte Art der Bewegung, die wir beobachten können.

> Ich lenke meine Wahrnehmung in den Brustraum. Was passiert da? Wie öffnen und schließen sich meine Brust und meine Rippen beim Atmen? Wie heben und senken sich meine Schultern mit dem Ein- und Ausatmen? Was passiert mit meinem Bauch? Wie weit nach unten kann ich meinen Atem spüren? Kann ich spüren, wie sich die Bauchmuskulatur ganz von allein beim Ausatmen zusammenzieht, um den Rest-Atem herauszupressen? Wenn ich versuche, mich zu fokussieren: Kann ich den Luftzug des Ein- und Ausatmens an den Nasenlöchern spüren? Gibt es dabei Temperaturunterschiede zwischen dem Ein- und Ausatmen? …

Und der Atem hat noch mehr Vorteile: Wir können ihn gezielt steuern! Was uns mit dem Herzschlag nicht direkt gelingt, denn der hört nicht drauf, wenn wir sagen: »Schlag bitte langsamer«, das können wir indirekt über den Atem bewirken. Wenn wir den aktiv verändern, hat das Auswirkungen auf das gesamte vegetative Nervensystem,

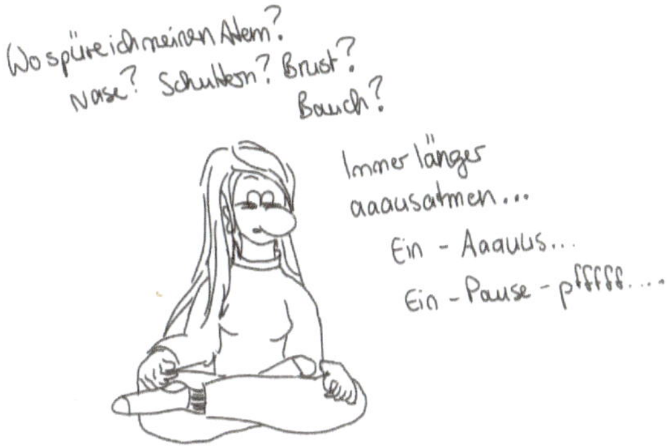
Wo spüre ich meinen Atem?
Nase? Schultern? Brust?
Bauch?
Immer länger
aaausatmen...
Ein - Aaauus...
Ein - Pause - pffff....

auch auf den Herzschlag. Die Grundregel ist dabei folgende: Einatmen fördert die sympathische Aktivierung, mobilisiert also und regt an. Ausatmen fördert die Ruhe und Entspannung im Körper. Je kürzer und oberflächlicher wir das Einatmen und je länger wir den Prozess des Ausatmens gestalten, umso mehr beruhigen wir uns.

Beim Sex hat der Atem noch eine andere Funktion: Er intensiviert die Körperwahrnehmung, beruhigt und entspannt und hilft dabei, die Wahrnehmung zu verteilen. Die Aktivierung des Parasympathikus fördert die Durchblutung des Körpers und des Beckens. Die Erregung wird also nicht durch Muskelspannung und verengte Gefäße an einer Stelle gehalten, sondern kann sich verteilen. Diese Diffusion der Erregung hat einen Kaskadeneffekt, sie fördert das Lustempfinden, intensiviert und verteilt den Genuss im ganzen Körper.

Verbindung schaffen

Für sexuelle Erregung und Lustempfinden ist es essenziell, das Genital zu erschließen, also Gehirn und Genital durch wiederholte, lustvoll assoziierte Berührungen zu verkabeln. Was bei kleinen Jungen meist von allein passiert und von Mädchen oft vernachlässigt wird, ist die Erotisierung des Genitals. Und auch, was bei Männern anfangs praktisch von alleine funktioniert, verändert sich mit der Zeit und verliert an Wirkung. Frauen und Männer, die ihren Körper und ihr Genital nicht vollständig und liebevoll erotisiert haben, tun sich im Erwachsenenalter oft schwer, das nachzuholen. Der Kopf steht im Weg. Und viele denken, es wäre wie im Hollywood-Film: Warum sollte ich mich selbst anfassen? Wenn der Richtige erst kommt, dann wird mein Körper von alleine jubilieren! Das kann so passieren. Doch vielleicht klappt es nur während der ersten zwei bis drei Jahre. Dann braucht es entweder neue Stimulationen oder eine Weiterentwicklung der eigenen Erotik.

Stellen Sie Ihr körperliches und auch erotisches Erleben auf eigene Beine. Lernen Sie sich kennen und erlauben Sie sich, so zu fühlen. Ein Phänomen, das belegt, dass unsere Gehirne bis ins hohe Alter lern- und entwicklungsfähig sind, wird als Neuroplastizität bezeichnet. Unser Gehirn entwickelt sich genauso, wie wir es nutzen. Wenn Kopf und Genital gut vernetzt sind, können wir auch mehr erleben. Wenn es nur kleine Inseln von Empfinden gibt, ist das Erleben eben darauf begrenzt. Und das gilt auch für die Druck- und Oberflächenrezeptoren des Genitals. Auch da können Sie Ihr Empfindungsspektrum ausdehnen durch neue Berührungen und Verknüpfung des Ganzen mit erotisierten Gedanken und Gefühlen.

Hier können Sie auch das *hormonelle Potenzial* des Körpers hilfreich nutzen. Wir produzieren bei jeder Art von Berührung einen Cocktail an glücklich machenden Hormonen und Botenstoffen. Das Kuschelhormon Oxytocin wird bei allen Berührungen ausgeschüttet – inklusive der Selbstberührung. Es reguliert das Cortisol-Level und reduziert damit unseren Stress. Es fördert unser Vertrauen und die Bindung. Es tut also ziemlich gut. Und es hat die interessante Eigenschaft: Wenn es ausgeschüttet wird, weckt es das Verlangen nach mehr. Wir wollen dann noch mehr Entstressung, Vertrauen und Bindung und werden umso kuscheliger.

Außerdem wird bei wohltuenden, erotischen Begegnungen Dopamin ausgeschüttet. Es ist unser Antriebshormon. Es steigert unsere Motivation nach weiterer Belohnung. Es treibt uns an und fördert das Begehren. Eine weitere Zutat im Hormoncocktail ist das Serotonin, auch als »Glückshormon« bezeichnet. Es hebt unsere Stimmung und reduziert Angstgefühle. Das Topping im Hormoncocktail sind körpereigene Endorphine. Dabei handelt es sich sozusagen um endogen, also selbst produzierte Opioide, die den ganzen Organismus entspannen, gleichzeitig motivieren und die Schmerzwahrnehmung absenken.

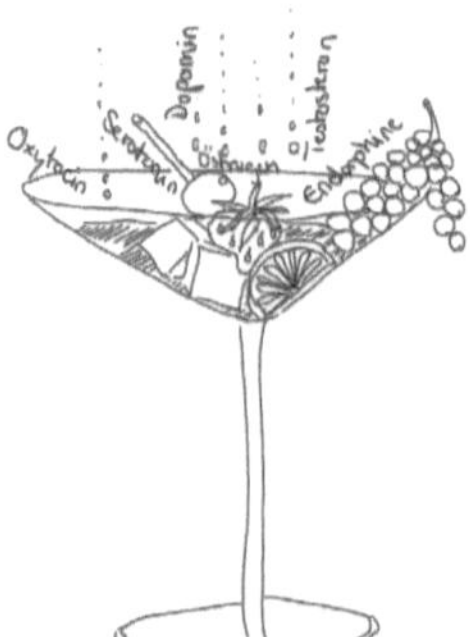

Und auch das ist nur eine Auswahl. Beim Sex wird auch ein Sortiment an Geschlechtshormonen produziert, die – wie etwa das Testosteron – durch die Ausschüttung und damit verbundene Glücksgefühle ebenfalls zu einem »mehr davon« motivieren.

Diese Champagnerschale voller Glücksgefühle entbehren Paare, die sich nicht mehr anfassen. Doch wer das als Verlangensstärkerer der Verlangensschwächeren vorwirft, vergisst, dass sie bei den bisherigen Berührungen eben nicht den Glückscocktail bekommen hat, sondern den mit Adrenalin und Cortisol gemixten Stresscocktail! Also: Schalten Sie einen Gang zurück und achten Sie darauf, wieder in einen verbundenen Kontakt miteinander zu kommen.

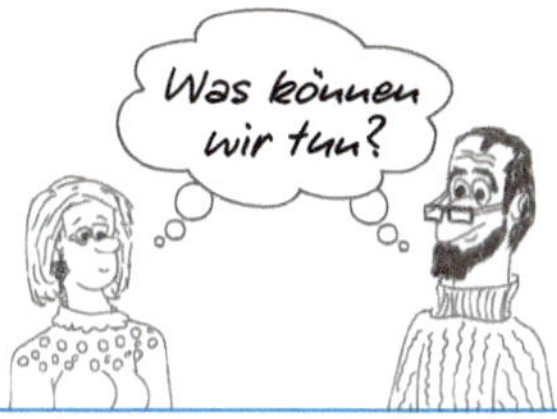

Das können Sie tun!

Den Körper in Bewegung bringen

Jetzt ist es also Zeit, den Körper mehr ins Erleben einzubeziehen und in Bewegung zu bringen. Nutzen Sie dazu das ganze Potenzial Ihres Körpers und nicht nur das des Gipfels Ihrer erogenen Zonen. Nutzen Sie das ganze Genital. Bewegen, streicheln und massieren Sie es von innen und außen. Nutzen Sie die Kraft Ihrer Vorstellung, aber ohne synthetische Bilder. Erotisieren Sie, was Sie haben, und verankern Sie das mithilfe von Bewegung, vertiefter Atmung und unterstützenden Hormonen neu in Ihrem Körper. Lernen Sie, sich selbst und Ihre Stimmung besser zu steuern. Bleiben Sie bei sich und seien Sie gleichzeitig in empathischem Kontakt zueinander. Und das können Sie dazu tun:

Das Genital kennenlernen

- Ertasten Sie regelmäßig und erwartungsfrei Ihr Genital. Vergessen Sie nicht den vaginalen Innenraum. Denken Sie daran, dass die Vagina eher druck- und wärme- als reibungsempfindlich ist.

- Spielen Sie mit Ihrer Beckenbodenmuskulatur, indem Sie sie abwechselnd an- und entspannen. Atmen Sie gelöst in Ihr Genital und richten sich dabei leicht auf. Und atmen Sie langsam, aber kraftvoll mit angespanntem Beckenboden und Unterbauch aus. Spüren Sie dabei ins Genital und nehmen Sie wahr, was das auslöst.
- Achten Sie bei diesen Übungen auf die übrige Körperspannung. Lösen Sie alle unnötige Spannung, lächeln Sie! Lösen Sie den Kiefer, atmen Sie laut aus, bewegen und lösen Sie dabei Nacken und Oberkörper

Sexuelle Erregung erschließen

- Verstärken Sie die Sinnesempfindungen durch das Spiel mit dem ganzen Genital, mit unterschiedlichen Rhythmen und mit unterschiedlicher Intensität. Stimulieren Sie dabei das ganze Genital, abwechselnd mit und ohne klitorale Stimulation bzw. Stimulation der Eichel.
- Setzen Sie dabei, wenn Sie wollen, auch andere Stimuli wie weitere erogene Körperzonen, Bilder, Geschichten, Dildos etc. ein.
- Bewegen Sie dabei das Becken zum Stimulus und nicht umgekehrt! Das Becken, die Vulva, Klitoris oder der Penis holt sich die Berührung – anstatt, dass die Berührung zum Genital kommt.
- Seien Sie geduldig mit sich. Rezeptoren werden nur langsam erweckt und brauchen ihre Zeit, um sich von taub über angenehm zu erregend und schließlich zu hochspannend zu entwickeln.

Erregung steigern und verändern

Falls Sie sexuelle Erregung bereits kennen, aber Ihren Modus ändern möchten, führen Sie schrittweise Veränderungen ein:

- Stimulieren Sie sich etwas weniger präzise, also weiträumiger als zuvor, und führen Sie Beckenbewegungen ein.

- Vertiefen und intensivieren Sie Ihre Atmung.
- Spannen Sie im Atemrhythmus den Beckenboden beim Ausatmen kräftig an und lösen Sie ihn beim Einatmen
- Wechseln Sie zwischen der Stimulation der Klitoris oder Eichel und der Vagina sowie dem ganzen Genital.
- Bringen Sie Ihren ganzen Körper dabei in eine fließende Bewegung und diffundieren Sie so die Erregung.
- Zur Entladung können Sie erst mal auf den alten Modus zurückgreifen, aber versuchen Sie, sich dabei zu bewegen
- Bringen Sie Ihrem Gehirn durch den raschen Wechsel zwischen alt und neu die Veränderung bei.

Die Erregung genießen lernen

Ein zentrales Element im erotischen Lernprozess ist es, die Erregung genießen zu lernen. Wir haben an manchen Stellen bereits davon gesprochen. Sex ist für viele Menschen Stress. Sie haben Angst *davor*, sie haben Sorgen, Stress oder Schmerzen *dabei* und sie haben ein Sammelsurium an schlechten Erfahrungen *danach*. Sie haben unter Umständen tief in sich abgespeichert, dass das schmutzig ist und schlecht, dass sie verkehrt sind oder gestört und dass das Leben ohne Sex entspannter und einfacher wäre.

Bei vielen Menschen und sehr häufig bei den vielen verlangensschwächeren Frauen ist Sex die meiste Zeit Stress und Druck, der erst ganz am Schluss von ein klein wenig Entspannung abgelöst wird. Sie zählen wie der Partner innerlich die Tage, bis sie wieder »müssen«. Sie suchen nach Vermeidungsstrategien und tun sich dabei gegenseitig weh. Wird der Kontakt dann enger, machen Sie sich Druck, Vorwürfe und selbstabwertende Gedanken. Sie hoffen, dass es bald vorbei ist, aber spüren nichts. Während er sich bemüht, hoffen und fürchten sie zugleich den Start der Erregung – weil es all die negativen Erinnerungen triggert und andererseits sich danach doch auch ein bisschen gut anfühlt. Sie sind selbst oft im engen Spannungsmodus verhaftet, es wird kurz mit vollem Einsatz gespannt, gedrückt oder gerieben – und dann ist es endlich geschafft. Oder auch nicht.

Hier sei noch mal betont, dass niemand etwas muss. Niemand muss Sex haben – auch wenn der andere es unbedingt will. Aber ich gehe davon aus, dass Sie dieses Buch deshalb in Händen halten, weil es eine Seite in Ihnen gibt, die eine andere Einstellung zum Sex entwickeln möchte? Und dieser Weg führt über die bereits angeführten Herzstücke langlebiger Sexualität: eine verletzungsfreie Kommunikation, einen anregenden Kontext und den bewegten Körper.

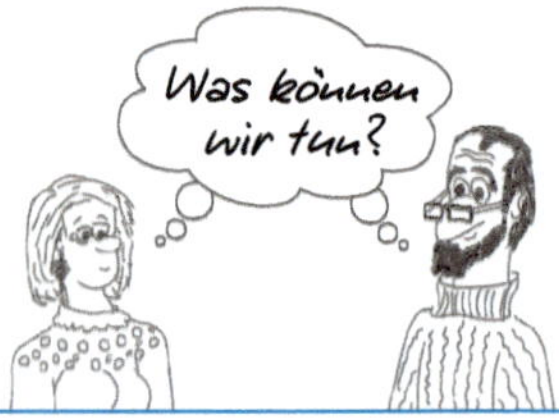

Das können Sie tun!

Meine Empfehlung ist deshalb: Lenken Sie Ihre Wahrnehmung auf den Genuss. Setzen Sie Ihr Becken ein und lassen Sie Ihr Becken die Berührung holen. Verabschieden Sie sich von Scham und inneren Verboten und erlauben Sie sich diese Handlungen aktiv. Das heißt: Stoppen Sie destruktive, schambehaftete, negative Gedanken und ersetzen Sie sie durch lustvolle, selbstbewusste und selbstfürsorgliche: »Ich darf es mir gut gehen lassen!«, »Ich darf meinen Körper genießen«, »Ich darf dabei richtig gierig/laut/heftig/schmutzig ... werden«, »Das bin auch ich: Ich bin eine lustvolle Frau/ein lustvoller Mann« und so weiter.

Achten Sie darauf, dass Sie genügend Zeit haben, dass Sie absolut ungestört sind. Setzen Sie Ihren ganzen Körper ein. Lassen Sie Ihre Hände über Kopf, Gesicht, Brust, Körper gleiten. Bewegen Sie Ihre Wirbelsäule und Ihren Nacken. Bewegen Sie Ihr Becken. Kreisen Sie, schaukeln Sie, spielen Sie, spüren Sie. Spannen Sie Ihre Beckenbodenmuskulatur beim Ausatmen an, das Genital bewegt sich nach vorn. Und lösen Sie die Spannung beim Einatmen. Atmen Sie tief in Ihren Bauch hinein. Öffnen Sie Ihren Kiefer, atmen Sie mit offenem Mund und lassen Sie Ihren Atem tönen. Spielen Sie mit der Intensität. Steigern Sie, werden Sie heftiger, stärker, schneller. Und lassen Sie wieder nach und kühlen Sie ein wenig herunter. Legen Sie dann wieder eins drauf und so fort. Das ist dann unter Umständen kein Pyrosex, aber wohltuende Genital-Wellness.

• • •

Autozentrierung üben

Mit dem Fokus auf der Bewegung, der eigenen Wahrnehmung und dem Körper können Sie sich in einem nächsten Schritt auch zunehmend in Autozentrierung üben. Zur Erinnerung: Heterozentrierung bedeutet, mit der Wahrnehmung vor allem beim anderen zu sein – entweder in Angst oder Sorge vor seiner Reaktion oder auch aus Lust an der Erregung des anderen. Das gar nicht so weit davon entfernte Gegenstück dazu ist die Egozentrierung, bei der sie entweder im positiven oder negativen Sinne nur bei sich und ihrer eigenen Wahrnehmung sind und den anderen völlig aus dem Blick verlieren. Autozentrierung bedeutet, den Fokus immer wieder zu wechseln, sich selbst zu spüren, zu aktivieren, zu beruhigen, zu genießen und dazwischen immer wieder empathisch beim anderen zu sein. Wahrzunehmen, wo er oder sie gerade steht, wie es ihr geht, welche Impulse oder Rückmeldungen kommen, was diese wiederum auslösen und so fort.

Bewegter Geschlechtsverkehr

Wenn Sie Ihren partnerschaftlichen Geschlechtsverkehr weiterentwickeln wollen, gibt es noch einen weiteren Tipp: Männer sind gut beraten, wenn sie beim Geschlechtsverkehr eher diffundieren, und Frauen, wenn sie eher »kanalisieren«, d.h., ihre Wahrnehmung fokussieren. Warum ist das so? Wir erinnern uns an die Anatomie der Genitalien. Das männliche Erregungszentrum liegt teilweise innen, ein großer Teil aber außerhalb des Körpers. Die Eichel und der Penis sind erregbar und meist bereits gut mit dem Gehirn vernetzt. Beim Geschlechtsverkehr werden sie von der Vagina eng umschlossen, spüren Wärme, Druck und Reibung und werden damit stark stimuliert. Für Männer, die ihrer Partnerin viel Zeit lassen wollen oder die besorgt sind, eher zu früh zu kommen, ist es also empfehlenswert, ihre Wahrnehmung eher nach außen zu lenken – weg vom Genital: also beispielsweise die Haut wahrnehmen, ihre Hände oder Arme ... Sie sollten ihre Gedankenwelt eher etwas herunterkühlen und sich selbst beruhigen. Für sie kann es hilfreich sein, die Bewegung eher zu verlangsamen, Spannung zu reduzieren und fließendere Bewegungen auszuführen, um die Erregungssteigerung und Ejakulation hinauszuzögern.

Bei Frauen ist die Situation anders. Ihre erogenen Zonen liegen überwiegend im vorderen Bereich des Genitals, innerhalb des Körpers, aber nicht in der Vagina. Sie bekommen also beim Geschlechtsverkehr relativ wenig direkte Stimulation ab. Wollen sie ihre Erregung steigern, so braucht es mehr genitale Aktivität – beispielsweise durch eine Art Massage des Beckenbodens, um die genitale Durchblutung zu steigern. Für sie ist es im Gegensatz zum Mann eher hilfreich, sich auf die genitale Wahrnehmung zu fokussieren und das Geschehen dort zu erotisieren. Eine emotionale Aufladung durch Gedanken oder Gefühle wie z. B. »Ich werde genommen/ausgefüllt/begehrt/gefickt ...« kann für sie hier eher hilfreich und zur Erregungssteigerung förderlich sein.

Die doppelte Schaukel

Die Königsdisziplin des bewegten Körpers ist im sexocorporellen Sinn die sogenannte *doppelte Schaukel.* Sie setzt sich zusammen aus der *Beckenschaukel* und der *oberen Schaukel.* Beide Bewegungen haben ihre eigene Funktion, und die Synergie aus beiden kann Sie zum Gipfel der Genüsse bringen. Leider ist die doppelte Schaukel kein Kochrezept, das sich ablesen oder leicht und schnell lernen lässt. Der Körper tut schließlich zunächst, was er über Jahrzehnte gelernt hat, und folgt dabei autonomen Mustern. Das zu verändern ist ein längerer Prozess, bei dem es meist erst einmal ziemlich bergab geht: Der Körper funktioniert so nicht! Darum ist die Abwechslung zwischen alten und neuen Mustern vorübergehend wichtig. Und je mehr positive Erfahrungen das gesamte biopsychosoziale System des einzelnen Menschen damit macht, umso schneller und stabiler lässt sich das neue Muster habituieren. Also: Lassen Sie sich nicht entmutigen. Und für Interessierte: So funktioniert die doppelte Schaukel:

Beckenschaukel

Die Beckenschaukel ist das Element, welches das Potenzial hat, die Erregung zu steigern und mit steigender Intensität bis zur Entladung zu bringen. Sie können die Beckenschaukel in jeder Position üben: im Stehen, im Sitzen, im Liegen oder im Vierfüßlerstand. Starten Sie damit, dass Sie den Rhythmus Ihres Atems aufnehmen. Beobachten Sie den Atem und nehmen Sie wahr, was er mit Ihrer Bauchdecke macht. Beim Ausatmen gibt es meist eine autonome Bewegung der Bauchmuskulatur, die sich zusammenzieht und den Bauch nach innen zieht. Greifen Sie diese Bewegung auf und spüren Sie in Ihr Becken. Was passiert beim Ausatmen mit Ihrem Becken? Macht es mit dem minimal eingezogenen Bauch eine leichte Kippbewegung? Nach hinten, sodass das Genital nach vorne kippt? Greifen Sie diese Bewegung auf, beobachten Sie sie und verstärken Sie sie leicht. Sie werden bemerken, dass es keine Vor-und-zurück-Bewegung des gesamten Rumpfes, sondern eine innere Drehbewegung im Becken ist. Das ist die Beckenschaukel.

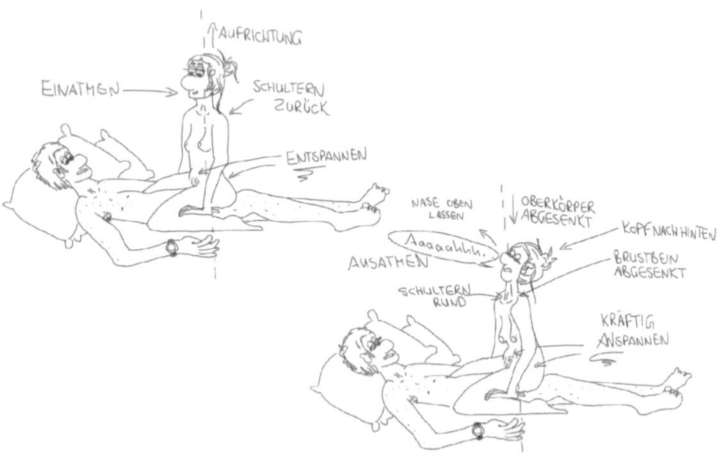

Wenn die Bewegung gut eingeübt ist, kann sie beim Ausatmen immer kräftiger ausgeführt werden. Jetzt kippt das Becken beim Ausatmen mit kräftiger Muskelanspannung in Bauch, Po und Beckenboden nach vorn und zieht sich beim Einatmen mit gelösten Muskeln wieder zurück.

Als Mann können Sie sich den Penis vorstellen, wie er beim Ausatmen mit kräftigen Stößen in die Vagina eindringt. Als Frau, die den Koitus erotisieren möchte, können Sie sich vorstellen, wie Ihre Vagina beim kräftigen Anspannen den Penis quasi ausquetscht, ausmelkt. Und wie sich beides dann langsam und entspannt wieder zurückzieht.

• • •

Die obere Schaukel

Mit diesem Element kommt zur eher erregungssteigernden Praktik im Becken ein emotionales Herzelement hinzu, denn die obere Schaukel hat das Potenzial, Gefühle mit dem Geschlechtsakt zu verbinden. Sie ermöglich, noch mehr zu fühlen, sich zu öffnen, sich hinzugeben, zu genießen und sich zu verlieren.

Viele Menschen sind darum im Alltag im oberen Bereich sehr gehalten. Sie fürchten, sich zu verlieren, zu emotional zu werden, zu viel zu fühlen. Darum bleiben Sie oben fest, gerade, steif. Sie bewegen sich minimal, halten den Kopf, den Kiefer fest und kontrollieren die Situation, soweit es geht.

Wer die eigene Sexualität wirklich genussvoll erleben will, kann das mit der oberen Schaukel noch unterstreichen und intensivieren. Wir aktivieren mit der Bewegung im oberen Bereich den ventralen Vagus, also das soziale Kontaktsystem des Menschen. Wir werden durchlässig für den anderen, wir zeigen uns. Wir können den anderen sehen und uns einfühlen. Wir fühlen und spüren aber auch selbst und können damit das genitale Geschehen zu einem hochemotionalen bis spirituellen Erlebnis werden lassen. Und die obere Schaukel geht so:

• • •

Die Bewegung ist praktisch gegenläufig zur Beckenschaukel. Sie hat damit die Power, gegenläufige Zweige des vegetativen Nervensystems gleichzeitig zu aktivieren und damit das paradoxe Spiel zwischen Anspannung und Entspannung, zwischen Mobilisierung und Immobilisierung und gleichzeitig sozialem

Kontakt zu ermöglichen. Wenn die Muskeln im Beckenboden kraftvoll kontrahieren, wird gleichzeitig der obere, emotionale Bereich weicher. In dem Moment, in dem die Beckenbodenmuskulatur loslässt, strafft sich der obere Bereich, richtet sich auf und mobilisiert sich. Beim Ausatmen beginnt dann wieder das gegenläufige Spiel: Der Beckenboden kontrahiert kraftvoll und der obere Bereich lässt sich lustvoll in die Erregung fallen. Beim Einatmen richtet sich die Wirbelsäule auf und der Kopf wird wieder gerade. Beim kraftvollen Ausatmen und Kontrahieren des Beckenbodens löst sich der Nacken, das Brustbein senkt sich in die Tiefe, der Kiefer klappt leicht auf, das Ausatmen kann von einem Stöhnen begleitet sein, und der Kopf kippt dabei leicht nach hinten. Voilà: die doppelte Schaukel.

Ich habe in der Einführung angekündigt, hier keine Techniken und Stellungen präsentieren zu wollen. Obige Ausführungen sind also nicht zu verstehen als Sexstellung oder sportlicher Ablauf im Sinne eines Workout-Sets. Wenn ich die doppelte Schaukel trotzdem so ausführlich skizziere, hat das folgenden Hintergrund: Sie *verkörpert* die gegenläufigen Prozesse unseres vegetativen Nervensystems perfekt. Die Aktivierung des sympathischen und des parasympathischen Nervensystems passieren praktisch gleichzeitig. Das ist kraftvolle Erregungssteigerung sowie körperliches und emotionales Loslassen quasi im gleichen Moment. Sicher gibt es auch viele andere Varianten, um das zu erreichen. Die doppelte Schaukel ist einfach ein Beispiel dafür.

AUS DEM WIRKLICHEN LEBEN: JEANETTE UND PETER

PETER litt sehr unter seinen erektilen Schwächen. Sie waren mit **JEANETTE** immer häufiger aufgetreten, und je mehr er sich um seine Erektion sorgte, umso größer war die Wahrscheinlichkeit, dass es passierte. Darum hatte sich Peter immer häufiger zum Solosex zurückgezogen. Er genoss das Gefühl, dass hier alles so problemlos klappte. Doch die Pornos, die er schaute, wurden immer extremer, und die körperliche Anstrengung, die nötig war, um zu kommen, immer höher. Peters und Jeanettes sexuelle Begegnungen wurden für beide zunehmend unbefriedigend, und sie zogen es bald vor, sich mit ihrem Sexspielzeug allein zurückzuziehen.

Als im Kollegenkreis über die möglichen Auswirkungen von Pornografie diskutiert wurde, beteiligte sich Peter nicht am Gespräch, aber er fällte die innere Entscheidung auszusteigen. Das war anfangs ziemlich schwer. Doch Peter recherchierte, las viel über Sexualtherapie und begann, sich mit seinem Beckenboden zu beschäftigen. Die Hypothesen leuchteten ihm ein, und er versuchte, sich beim Solosex mehr zu bewegen. Das war anfangs lustvoll, doch irgendwann fiel seine Erektion in sich zusammen. Peter war geschockt. War er jetzt so kaputt und gestört, dass sein Penis gar nicht mehr konnte? Noch einmal beschäftigte er sich mit der Literatur und erkannte, was er übersehen hatte: Die Bewegungen müssen neu vernetzt werden und können anfangs nicht so gut und effektiv funktionieren, wie der einstudierte Erregungsmodus. Peter schöpfte neuen Mut und übte weiter. Auch beim Solosex kamen ihm die alten Pornobilder in den Sinn, doch sie störten nicht, und die neue Beschäftigung mit sich selbst war irgendwie intensiver, sinnlicher und liebevoller.

Als Peter sich stabiler fühlte, experimentierte er auch mit Jeanette im Bett mit mehr Bewegung. Anfangs passierte ihm das gleiche Malheur: Sein Penis sackte zusammen. Doch gleichzeitig war der Sex mit Jeanette plötzlich verbundener und intensiver, sodass er auch hier dranblieb. Peter lernte sein Genital über die Jahre immer besser kennen. Erektionsverluste wurden immer seltener, sein Selbstbewusstsein wuchs, und die partnerschaftliche Erotik wurde immer aufregender und verbundener.

Alles Wissenswerte in Kürze

Viele Probleme und sexuelle Störungen sind vermeidbar. Sie stehen im Zusammenhang mit einer hohen Muskelspannung – damit einer stärkeren Aktivierung des sympathischen Nervensystems – und führen dadurch zu noch mehr Stress im Bett und in der Partnerschaft als schon gegeben. Bewegung im Bett und vor allem im Becken kann hier Abhilfe schaffen. Bewegung ist ein echter Alleskönner: Sexuellen Funktionsstörungen kann man dadurch vorbeugen oder sie gegebenenfalls heilen. Verlangensstärkere können sich damit beruhigen und eher in eine genussvolle Entspannung finden. Verlangensschwächere können sich damit aktivieren und das Geschehen erotisieren.

Biologische Prozesse unterstützen dabei das Projekt: Hormone und Botenstoffe fördern und stabilisieren die Lust und die Verbindung zueinander. Bewegung im Genital und im ganzen Körper sorgen durch die wechselnden Rhythmen, bewusste Atmung und Variationen im Tonus für eine Aktivierung des parasympathischen und eine Regulierung des sympathischen Nervensystems. Das führt zu einer verbesserten Durchblutung, Lubrikation und genussvolleren Wahrnehmungsfähigkeit des körperlich-emotionalen Zusammenseins – und damit zu Kontakt und echter Genital-Wellness.

Herzstück 3: Kontext

Doch auch Worte, Berührungen und Bewegung allein reichen nicht aus, um erotische Begegnungen wirklich intensiv und verbunden zu machen. Was ist es, das die gegenseitige Anziehung wieder befeuert und uns das ermöglicht, was viele als Fallenlassen beschreiben? Sexuelles Begehren, Erleben und Verhalten ist bei uns Menschen etwas komplexer – Sie können auch sagen: komplizierter – als etwa bei Tieren.

Begehren

Wir Menschen haben vielfältige Vorstellungen und Angewohnheiten, die uns in Schwung bringen. Doch einige von ihnen scheinen rund um die Welt und quer durch alle Kulturen, Religionen und Geschlechter gleich zu sein. Esther Perel erforschte, was uns Menschen dazu bringt, einander zu begehren. Nach Perel wollen wir, was es in der Menschheitsgeschichte noch nie gab – nämlich, dass der Partner oder die Partnerin alles in einem für uns ist: Lebensbegleiterin in allen Stürmen des Lebens, Ratgeber mit Kompetenz und

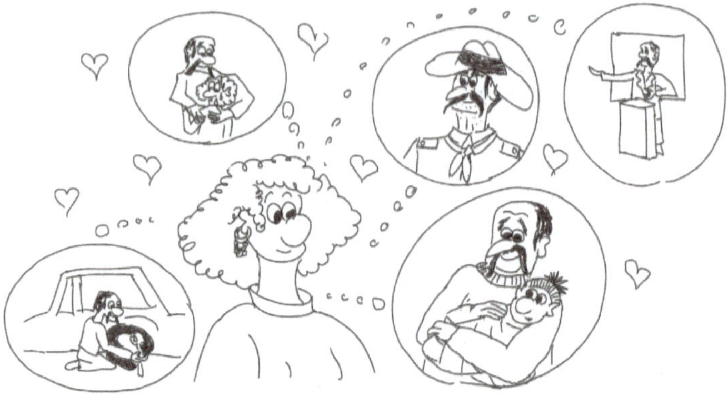

Diplomen, beste Freundin mit großem Verständnis zum Ausweinen, Lover für richtig heiße Stunden, fürsorgliche Mutter, guter Vater für das geliebte Kind … Wir wollen das ganze Spektrum des Menschen: Kontinuität und trotzdem Freiheit, Verlässlichkeit und trotzdem Überraschung, Vertrautheit und trotzdem Spannung. Doch können wir begehren, was wir bereits absolut sicher haben? Eher nicht. Und schon gar nicht, wenn wir es sollen.

Nach Esther Perel gibt es rund um die Welt und überall, wo die romantische Liebe Einzug gehalten hat, eine Krise der Erotik. Noch nie gab es Partnerschaften, die lebenslang angelegt waren, in denen die Menschen aber auch ein Leben lang erotischen Sex miteinander haben wollten. Die Ehe war in der Geschichte immer eine Institution zur wirtschaftlichen Absicherung und Sicherung des Fortbestandes der Menschheit. Erotik, Spannung und Abenteuer erwartete man oder frau entweder überhaupt nicht oder zumindest nicht in der Ehe. Doch was ist es, das unser Begehren im Spannungsfeld zwischen Wollen und Sollen aufrechterhalten kann?

Distanz

Wir fühlen uns am meisten angezogen, wenn wir getrennt sind. Erotisch ist dabei insbesondere das *Zurück- und wieder Zusammenkommen*. Eine wichtige Rolle spielt hier die Mentalisierung des Zusammentreffens, wenn in der Fantasie die Wiederbegegnung stattfindet. Und wenn wir in der Abwesenheit unsere Sehnsucht spüren können.

Im eigenen Element sein

Erotisch ist auch, wenn er oder sie gerade einer Leidenschaft nachgeht, etwas gut kann und sich damit zeigt. Das kann zum Beispiel ein Auftritt auf der Bühne oder im Sport sein, wenn er oder sie *voll in ihrem Element* ist. Es kann auch sein, wenn wir den anderen auf einer Party sehen und beobachten, wie andere vom Partner oder der Partnerin angezogen sind. Wenn wir den anderen dabei strahlend, selbstsicher und souverän sehen. Und wenn wir das aus einer komfortablen Distanz beobachten können und unseren Partner oder unsere Partnerin so wieder mit anderen Augen sehen können – neu und geheimnisvoll.

Überraschung

Erotisch ist auch, wenn wir *überrascht* sind und wenn wir zusammen *lachen*. Wenn etwas Neues passiert, mit dem wir nicht gerechnet haben. Dabei geht es nicht um Sexstellungen. Es geht darum, einander mit einer anderen als der alltäglichen Seite von uns zu überraschen. Das kann im geschützten Rahmen der Beziehung etwas Unanständiges, Lustiges, Heftiges oder Spirituelles sein. Erotisch ist, wenn wir in diesem Rahmen auch mal unmoralisch sind, wenn wir keine Verantwortung für uns oder den anderen übernehmen müssen und einfach loslassen, verspielt oder verrucht sein können.

Wir Menschen sind sehr individuell und unterschiedlich, und all diese Punkte sehen beim einen Paar oder auch beim einen Individuum völlig anders aus als beim anderen. Was den einen anturnt, lässt den anderen kalt. Was für A ein »No-Go« ist, ist für B ein »Must«. Wenn Sie Ihr eigenes Begehren erschließen wollen, lohnt es sich, sehr individuell auf die eigenen Bedürfnisse zu schauen und sich das, was Sie sehen, zu erlauben.

Spontan oder responsiv?

Ein wesentlicher Unterschied zwischen vielen Menschen ist der, dass eine Person sehr spontan angeregt wird und bei der anderen der Appetit erst beim Essen kommt. Geschlechtermäßig sind es eher Männer, die mit einem sogenannten *spontanen Begehren* ausgestattet sind: eine nette Bedienung, ein flirtiges Telefonat, die Automobilwerbung mit dem Model auf der Kühlerhaube, ein tiefes Dekolleté, hübsche Beine ... all das kann plötzliches, spontanes Verlangen und Lust auslösen.

Andererseits gibt es Menschen, deren Verlangen nicht so leicht wach zu kitzeln ist. Sie sind nicht lustlos, aber es braucht erst eine gewisse erotische Aktivität und einen anregenden Kontext, um einen Lust- und/oder Erregungsimpuls bei ihnen auszulösen. Ihr Verlangen ist demnach eher *responsiv*. Es ist ein bisschen wie beim Essen: Viele Männer lieben Fleisch. Haben sie ein gutes, saftiges Steak auf dem Teller, sind sie glücklich. Viele Frauen brauchen eher das Drumherum: den Prozess des Kochens oder Bekochtwerdens, die Geräusche, Gerüche, die Atmosphäre miteinander. Das Gläschen Wein, die Blicke und Berührungen. Die interessanten und schön dekorierten Beilagen. Kerzen, das schöne Geschirr ...

Der Schlüssel insbesondere bei responsiv reagierenden Menschen ist die *Kontextabhängigkeit* der erotischen Situation. Ob etwas das Potenzial hat, anzuregen oder die Lust zu killen, ist also abhängig von den Umgebungsbedingungen des Geschehens. Sind beide allein in der Wohnung oder ist die Schwiegermutter in Hörweite oder sind die Kinder im Nebenzimmer? Ist das Tagwerk erledigt oder gibt es noch Einiges zu tun? Haben wir gerade gegessen? War das zu viel, zu wenig oder habe ich noch Hunger? Sind die Beine rasiert? Trägt sie ein schickes Kleid, ist die Bluse halb geöffnet und ist der Spitzen-BH zu sehen? Trägt er schon den ganzen Tag seine schlabbrigen Jogginklamotten und die Hose ist halb heruntergerutscht? Sind wir im Alltag oder im Urlaub?

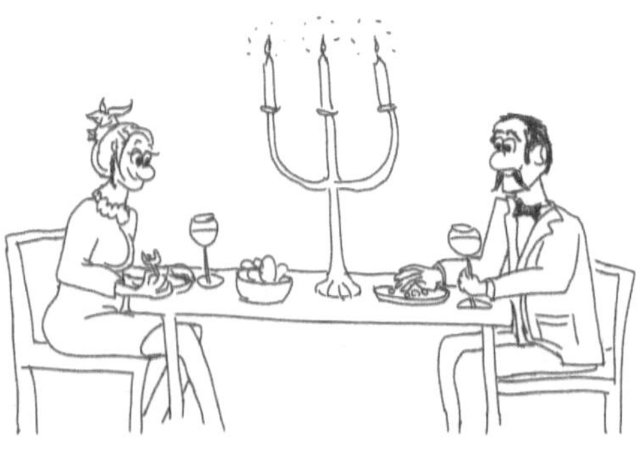

Gaspedal und Bremse

All das kann mehr oder weniger starken Einfluss auf das individuelle Verlangen eines Menschen haben. Im sogenannten *Dual Control Model* besteht das sexuelle Temperament eines Menschen aus zwei unterschiedlichen Kreisläufen: einem hemmenden und einem erregenden System. Emily Nagoski prägte dafür die Begriffe »Gaspedal« und »Bremse«.

Demnach gibt es Menschen, die ein starkes Gaspedal und eine schwache Bremse haben. Sie könnten praktisch immer und überall und dauernd. Nichts kann sie aus dem Konzept bringen oder stören. Die Einladung zum Sex lauert überall. Andere haben neben einem starken Gaspedal auch eine starke Bremse, so können sie sich leicht anregen, aber auch schnell wieder stoppen, wenn die Bedingungen nach eigener Einschätzung ungünstig sind.

Ist dagegen das Gaspedal recht schwach ausgebildet, braucht es auch nicht viel Bremse. Die Lust muss mit der Lupe gesucht werden und es gibt wenig, dass wirklich verführen kann. Kommt zum schwachen Gaspedal noch eine starke Bremse, beispielsweise in Form von hohen Moralvorstellungen oder einem negativen Selbstbild, so ist der Ofen aus, bevor er an ist.

Ganz ähnlich, wie wir es in der Verlangensdynamik gesehen haben, handelt es sich hier zunächst um eine Art Grundgesetz. Sie können sich auf den Kopf stellen, streiten, schimpfen, es abstreiten oder leugnen – es wird sich nicht ändern. Allerdings ist es *ver*-änderbar. Wer sich intensiv mit dem eigenen inneren System auseinandersetzt, kann mit der Zeit beispielsweise das Gaspedal stärken und erweitern und die Bremsaktivität reduzieren.

Eine wesentliche Rolle spielt dabei der *Kontext*. Ich rate also jedem Menschen mit responsivem und eher kontextabhängigem Verlangen, sich mit dem eigenen Gaspedal und den eigenen Bremsen zu beschäftigen. Und ich rate jedem Partner bzw. jeder Partnerin dieses Menschen, mit einer ordentlichen Portion Offenheit und Neugier das Gleiche zu tun. Sie können darüber jammern, klagen und dem anderen vorwerfen, dass jetzt alles noch komplizierter wird. Oder Sie können dankbar sein um das Wissen und die Gestaltungsmöglichkeit, die sich damit eröffnet. Und Sie können, wenn Sie Ihr

Sexualleben wirklich in Schwung bringen wollen, dafür sorgen, dass in Ihrem Leben begünstigende Bedingungen Einzug halten und sich die hemmenden nach und nach verabschieden.

Hier sind einige Anregungen zur Analyse Ihrer persönlichen Kontextfaktoren. Die geschilderten Punkte sind nur der Anfang Ihrer persönlichen Liste, die Sie wirklich aktiv und möglichst schriftlich führen und über die kommenden Jahre ständig ergänzen sollten. Beispielsweise können Sie sich Folgendes fragen:

Bin ich lustvoller, wenn …		
ich ausgeschlafen bin?		
ich wenig geschlafen habe?		
ich satt bin?		
ich hungrig bin?		
ich mich gesund ernähre?		
ich hemmungslos schlemme?		
wir gerade gestritten haben?		
wir uns gerade gut verstehen?		
ich mich verführerisch style?		
ich mich bequem kleide?		
Kinder im Haus sind?		
wir im Schlafzimmer sind?		
wir in der Küche/Wohnzimmer/Bad/Garten … sind?		
wir im Hotelzimmer sind?		
alles aufgeräumt ist?		
alles schön dekoriert ist?		
ich geduscht/rasiert bin?		
du geduscht/rasiert bist?		
das Fenster offen ist?		
das Fenster geschlossen ist?		
Sexspielzeug da ist?		
ich erotische Fantasien pflege?		

ich mich auf meinen Körper konzentriere?		
ich Parfum/andere Düfte trage?		
ich vorher Sport gemacht habe?		
du Sport gemacht hast?		
ich aufrecht gehe?		
ich beim Gehen mein Becken stärker bewege?		
ich entspannt abhänge?		
ich Alkohol getrunken habe?		
du Alkohol getrunken hast?		
ich gerade niedergeschlagen und emotional bedürftig bin?		
du gerade niedergeschlagen und emotional bedürftig bist?		
du gerade etwas erfolgreich abgeschlossen hast?		
ich gerade etwas erfolgreich abgeschlossen habe?		

Sie sehen, die Liste ist unerschöpflich und sehr individuell. Oft sind auch einzelne Punkte wieder kontextabhängig und nicht in jeder Situation gleich: Mal turnt es mich an, wenn du traurig bist und mich brauchst. Und mal turnt es mich ab, wenn du traurig bist und mich brauchst. Warum? Wo ist der Unterschied? Welches sind die Kontextfaktoren in mir und zwischen uns, die es einmal anregend und einmal abturnend machen? Als Mensch mit einem stark kontextabhängigen Begehren lohnt es sich, die Kontextfaktoren genau zu analysieren, zu kennen und sie, wenn möglich, selbstverständlich zu berücksichtigen.

AUS DEM WIRKLICHEN LEBEN: JEANETTE UND PETER

JEANETTE hatte über die Jahre ihre Lust auf Sex verloren. Sex war Stress und Frust – beispielsweise, weil **PETER** so unsicher war, er oft nicht konnte und dann abbrach, bevor sie etwas davon hatte. Ihre eigene Sexualität hatte Jeanette noch gar nicht wirklich erfüllend erlebt. Ja, der Orgasmus war nett. Aber das ganze Stress- und

Frustpaket konnte der nicht aufwiegen. So kämpfte sie regelmäßig um ihre Lust und musste sich eingestehen, Peter auch hin und wieder einen Orgasmus vorgespielt zu haben, um früher ihre Ruhe zu haben.

In den letzten Jahren hat sich etwas in ihr verändert. Durch Peters Entwicklung und seine Offenheit für ihr Erleben konnte Jeanette immer besser verstehen und zunehmend auch aktiv steuern, wann und worauf sie Lust hatte. Sie machte folgende Entdeckungen: Das Ehebett war zum größten Liebestöter geworden. Es erinnerte sie an Zeiten des Drucks und triggerte ein abwehrendes Verhalten in ihr. Sie stellte fest, dass sie an Abenden vor dem alten Holzofen im Wohnzimmer viel offener war.

Sie hatte außerdem erkannt, dass Berührungen, wenn sie von Peter zuerst kamen, ebenfalls die alte Abwehrreaktion triggerten. Wenn sie selbst allerdings schneller war, z. B. bereits in der Küche aktiv wurde und Peter quasi verführte, steigerte das erstaunlicherweise ihre eigene Lust.

Ein dicker Anturner war außerdem die Anonymität fremder Hotelzimmer. Weit weg zu sein von zu Hause machte sie innerlich viel freier. Im Urlaub konnte sie sich richtig entfalten und ihre ganze Weiblichkeit zeigen. Sie trug viel häufiger Kleider, Röcke und hohe Schuhe und spürte, wie sie das anturnte.

Beim letzten Urlaub in einem griechischen Club machte Jeanette eine weitere Entdeckung: Bereits im Speisesaal entdeckte sie einen attraktiven Mann in ihrem Alter, der mit seiner Familie da war. Er war groß, trug lässige weiße Leinenklamotten und wirkte irgendwie aristokratisch. Im Restaurant spürt sie seine begehrlichen Blicke. Er schien in seiner Ehe gelangweilt und schaute immer wieder neugierig zu ihr rüber. Das machte sie total an. Sie genoss das Essen und spürte die Erregung in ihrem Schoß. Später im Zimmer warf sie Peter aufs Bett und riss ihm die Kleider vom Leib. Als dieser sich dann hungrig auf sie stürzte, stellte sie sich vor, wie der Mann mit seiner langweiligen Frau in seiner langweiligen Ehe im Nebenzimmer war und von ihr träumte. Wie er spürte, was für eine lustvolle und genussfähige Frau sie ist. Sie öffnete weit ihre Beine, genoss Peters Zunge, der ihre Vulva und Klitoris verwöhnte. Sie stöhnte und schrie immer lauter und stellte sich dabei die begehrlichen Blicke und Wünsche des anderen Mannes vor.

Plädoyer für die Verführung

Zur Erinnerung: Mangel weckt Begehren. Überangebot erzeugt Langeweile. Und Druck bewirkt Widerstand. Dazu kommt das Wissen um kontextbezogenes Begehren. Die Grabenkämpfe in vielen Partnerschaften sind oft hausgemacht und müssen nicht sein.

Was können Sie also tun als Verlangensstärkere, die wenig Resonanz erfahren? Machen Sie sich zuerst klar, dass Sie mit der guten Intention unterwegs sind, auch den körperlichen Verbindungsfaden nicht abreißen zu lassen. Doch wie können Sie das tun, ohne immer wieder Abweisung zu erfahren? An dieser Stelle möchte ich die Kunst der Verführung aus der Mottenkiste holen. Ich möchte Sie einladen, insbesondere in langjährigen Beziehungen einander wieder mehr zu verführen. Dazu müssen sie weder Don Juan, noch Circe oder Mata Hari sein. Sie können Sie selbst bleiben, wenn Sie ein paar einfache Regeln beachten.

AUS DEM WIRKLICHEN LEBEN: FABIENNE UND ENZO

Als **FABIENNE** und **ENZO** ihr Liebesleben auf neue Beine stellten, gab es zunächst noch viele Triggerpunkte auf beiden Seiten. Ein Sommerurlaub sollte der Wiederannäherung dienen und war doch nicht so unkompliziert:

Den Nachmittag hat das Paar am Strand verbracht. Fabienne hat ihren Roman verschlungen und schaut nun entspannt aufs Meer. In ihrem Kopf entstehen der Gedanke und ein Gefühl von Offenheit für eine intime Begegnung mit Enzo, doch sie weiß nicht so recht, wie sie es äußern soll. In der gegenseitigen Verführungskunst sind beide ungeübt. Seine Versuche waren hölzern und über Jahre gescheitert. Und bei ihr selbst ist die Furcht und Unbeholfenheit, wie sie sich eingestehen muss, noch größer. Also probiert sie es mit einem Lächeln und dem Satz: »Wir könnten uns im Zimmer treffen?« Enzo ist überrascht, doch augenblicklich hocherfreut. »Da sage ich nicht nein«, er rafft hektisch alles zusammen, nimmt ihre Hand und stürzt zum Strandweg.

In Fabienne erlischt spontan alles Verlangen. Sein Verhalten ist ihr alter Trigger »Jetzt muss ich wieder«, ihr autonomes Nervensystem schaltet in einen Defensivmodus, doch sie wehrt sich noch dagegen und läuft hinter ihm her. Im Zimmer zieht Enzo sich sofort aus und schlüpft unter die Decke. Fabienne ringt noch mit sich, aber sie hat inzwischen gelernt, dass sie selbst aktiv werden und Verantwortung übernehmen muss, wenn sie möchte, dass sich etwas ändert. Sie ringt um Selbstberuhigung, versucht, ihn freundlich zu umarmen, liebevoll festzuhalten und probiert es mit einer Ich-Botschaft. »Enzo, ich möchte dir was erklären, was gerade in mir passiert ist. Bitte versteh es nicht als Vorwurf. Ich bin aber leider ziemlich aus dem Konzept gekommen ...«

Enzo erschrickt. Auch für ihn ist der Prozess ein alter Trigger: »Erst signalisiert sie, dass es heute geht, dann macht sie doch einen Rückzieher ...« Doch auch Enzo bemüht sich, offen zu bleiben, und hört ihr zu. Nachdem er seinen Schreck verdaut hat, fragt er, was er denn anders hätte machen können und wie das geht? Fabienne ist zunächst auch ein bisschen ratlos, wagt es dann aber, ihren erotischen Faden von vorhin weiterzustricken und mit ihm zu teilen: »Ich hätte es toll gefunden, wenn du statt aufzuspringen, ein bisschen mit mir gespielt hättest ... So nach dem Motto: Aha, was hast du denn da vor ...?« Sie fährt fort: »Dann hätte ich dir ein bisschen Appetit machen können ... und du mich vielleicht dann noch mal ein bisschen necken wie ›Oooch, ich glaube, ich dreh mich noch mal rum ...‹. In mir hätte noch mehr Lust und Verlangen entstehen können, und der Sex wäre einfach fließender, schon vorher losgegangen.«

Enzo versteht das, er kann es nachvollziehen und wünscht sich tatsächlich, diese Kunst ein bisschen besser zu lernen. Sie beschreiben einander, wie der Tanz des gemeinsamen Vor und Zurück hätte aussehen können, wie sie sich gegenseitig hätten locken und den anderen hätten zappeln lassen können. Das Gespräch wird so erotisch und beide sind so gut im Kontakt, dass die Umsetzung nicht mehr lange auf sich warten lässt.

Für viele Menschen hat Verführung eine negative Bedeutung. Es hat für sie mit Manipulation und Austricksen zu tun. Verführung bedeutet aber auch zu locken, also Lust zu machen, und hat etwas mit Spielen zu tun. Es bedeutet, dem anderen eine Idee davon zu vermitteln, was es hier Tolles zu holen gäbe, wenn ... Beim anderen entsteht ein interessiertes Szenario im Kopf. Und ein munteres Spiel des Vor und Zurück. Es ist nicht so leicht zu haben. Aber wenn, dann wäre es seehr genussvoll. Es bedeutet nicht, bei der zu Verführenden etwas rauszukitzeln. Es bedeutet, eine Atmosphäre zu schaffen, in der der oder die Verführte es selbst will und schließlich den anderen ein bisschen rauskitzeln muss!

Der Verführer ist dabei gut und interessiert im Kontakt – aber nicht offensiv oder schlüpfrig – höchstens eine winzige Brise. Er ist nicht bedürftig und abhängig. Er braucht es nicht dringend. Er will nicht etwas holen und haben, sondern er hat etwas Kostbares anzubieten, wenn der Preis stimmt. Er ist nicht plump und direkt à la »Wie wärs mit nem kleinen Fick?«. Er fasst nicht ungefragt an die Brüste, läuft nicht demonstrativ nackt herum und fordert etwas ein.

Eine gute Verführerin oder ein guter Verführer weiß, was er im Angebot hat, zeigt das mit Stabilität und Stolz, aber nicht mit dem offensichtlichen Plan, damit zu verführen. Sein Ziel ist nicht zu wollen, sondern gewollt zu werden. Dafür streut er Zeichen und Lockmittel: Was mag sie an mir? Welche Kleidung oder welchen Stil mag sie? Wann ist sie offen und interessiert? In diese Situation wird dann investiert. Wichtig ist auch, nicht einfach bei der ersten Offenheit aufzuspringen. Das Spiel ist noch lange nicht zu Ende. Jetzt geht es erst los mit dem Interesse am anderen. Darum werden zuerst noch mehr Komplimente gemacht, gelobt, interessiert nachgefragt. Wenn sie dann in seine Arme sinkt, ist das immer noch nicht der Kick-off zur Expedition in die erogenen Zonen. Jetzt wird erst mal sparsam berührt und getastet. Es geht darum, zu locken, Appetit zu machen.

Machen Sie zwischendurch ruhig mal was anderes. Das Wichtige ist der Kontaktfaden. Der bricht während des Spiels nicht ab. Bei guten Verführern spricht das Interesse und die Bewunderung aus ihrem Blick und ihrem Mund. Bei ihr soll ein *Wollen* entstehen, was er jetzt als Nächstes tun *sollte*. Aber er tut es nicht! Langsamkeit ist das Gebot der

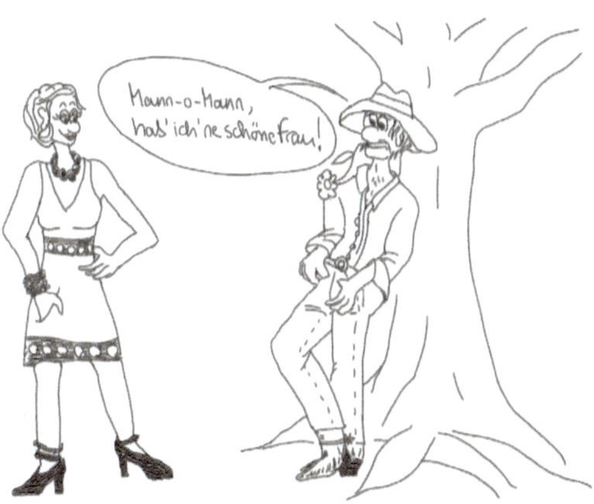

Stunde. Und Intensität im gleichzeitigen Kontakt zwischen den Herzen.

Wo ist der große Unterschied körperlicher Begegnungen in der Anfangszeit der Liebe versus in Langzeitbeziehungen? Es ist nicht nur die Hormonflut. Es ist auch die Vielfalt der Berührungen. Nach zwanzig Ehejahren wird gezielt geküsst, an Brüste und Vulva gefasst und dann soll's schon klar sein. Doch anfangs wanderte der Kuss noch übers ganze Gesicht. Und dann eventuell den Hals hinunter und kam dabei am Ohr vorbei. Die Hände stimulierten dann nicht gleich die Brustwarzen, sondern wanderten forschend über die Brüste, unter den Armen, über den Rücken und wieder zurück. Erst mal auf dem Stoff und irgendwann drunter. Die nächste Etappe war dann nicht das Genital, denn der Arm wollte ja auch noch liebkost werden. Und zwar nicht nur außen, sondern mit Langsamkeit und Intensität auch an der zarten Innenseite bis zu den Fingerspitzen. Und so fort. Auch nach zwanzig Ehejahren können Sie mal wieder damit beginnen, ausgiebiger zu küssen oder zu streicheln und dann gern auch noch die Hände, die Haare und so weiter.

Wenn es gelingt, eine solche Atmosphäre aufzubauen, sind Unterbrechungen keine Störung, sondern ein Gewinn. Sie zögern das im Kopf entstehende Szenario noch mal hinaus und steigern die Lust. Bedingung ist, dass der Kontaktfaden nicht abreißt.

Folgende Checkliste soll Ihnen bei der Verführung eine Hilfestellung leisten:

Ohne Drang Gehen Sie nicht mit einem Drang in die Begegnung. Sorgen Sie zuerst für Ihren eigenen Cool down. Sind Sie gerade an echtem Kontakt interessiert oder einfach an Spannungsabbau? Dafür ist die Selbstbefriedigung besser geeignet.	☑
Stabile Persönlichkeit Verführung lebt von einer stabilen, selbstbewussten, stolzen Persönlichkeit, die es nicht nötig hat und die nicht braucht, sondern Wohlgefühl schenken kann.	☑

Schenken und Vergöttern
Achten Sie darauf, den oder die andere wirklich zu sehen. Vergöttern Sie ihn oder sie, ohne etwas zu wollen. Machen Sie Komplimente, loben, streicheln Sie mit liebevollen, warmen, interessierten Blicken. ☑

Kontextfaktoren akzeptieren und berücksichtigen
Berücksichtigen und akzeptieren Sie die Kontextfaktoren. Bereiten Sie die Situation proaktiv vor. Zeigen Sie, dass Sie den anderen oder die andere akzeptieren in der Art, wie sie eben tickt. ☑

Spielen und Selbstberuhigen
Verführung ist ein Spiel. Gehen Sie immer wieder einen Schritt vor, dann aber wieder zurück. Gerade, wenn Resonanz kommt, entschleunigen Sie, beruhigen Sie sich selbst. Seien Sie nicht ungeduldig, sondern genießen Sie den inniger werdenden Moment selbst. ☑

Langsamkeit und Achtsamkeit
Langsamkeit ist das Gebot der Stunde – Langsamkeit, Achtsamkeit und das alles im intensiven, wohlwollenden Kontakt der offenen Herzen. ☑

»Sex worth wanting«

Dieses Buch ist ein *Sexretter*. Es geht darum, diejenigen abzuholen und einige Schritte zu begleiten, die sich weit weg fühlen von wirklich erfüllendem Sex. Gegen Ende dieses Buches möchte ich mit Ihnen doch noch einen Blick auf die Menschen werfen, die wirklich gigantischen Sex erleben oder erlebt haben, und schauen, worauf es dabei wirklich ankommt.

Die kanadische Sexologin und Sexualforscherin Peggy Kleinplatz prägte den Begriff »Sex worth wanting«. Sie unterscheidet also zwischen Sex auf eher niedrigerem Niveau im Gegensatz zu Sex, den es sich wirklich lohnt zu haben. Der Gedanke dahinter ist, dass das Verlangen zusammenhängt mit dem Belohnungsaspekt: Je erfüllender meine Sexualität ist, umso mehr will ich sie haben.

Um herauszufinden, was es ist, das Sex so großartig und erfüllend macht, untersuchte sie in einer groß angelegten qualitativen Studie Menschen aller Altersgruppen und sexuellen Orientierungen, die von wirklich außerordentlichem, gigantischem Sex berichten konnten.

Zuerst war also zu definieren, was wirklich gigantischer Sex eigentlich ist. Und hier zeigten sich bereits die ersten Überraschungen: Die Befragten betonten, dass es nichts zu tun habe mit speziellen Praktiken. Küssen spiele für viele eine wichtige Rolle. Beim Geschlechtsverkehr teilten sich die Meinungen. Einige betonten, wie wichtig ihnen die besondere Verbindung beim Geschlechtsverkehr sei, fast alle aber beschrieben ihn als etwas, das während großartigem Sex passieren kann oder auch nicht. Ähnlich war es mit dem Orgasmus. Einige wenige fanden ihn wichtig und nötig, aber praktisch alle meinten, dass großartiger Sex auch ohne Höhepunkt stattfinden könne und dass der Orgasmus eine Art Bonus sei. Praktisch alle waren sich einig darin, dass Sex eine Lerngeschichte habe und großartige Liebende nicht geboren, sondern gemacht werden.

Was also sind die Komponenten, die wirklich außergewöhnlich erfüllenden Sex ausmachen? Aus den Interviews konnten acht Komponenten destilliert werden:

1. **Absolut absorbiert und präsent im Moment und im Körper sein**
   Die Menschen berichteten von der Fähigkeit, in einen Zustand absoluter Absorption mit feinsten Wahrnehmungen des Körpers und aller Sensationen zu gehen. Sie waren in der Lage, den Kommentator im Kopf abzuschalten, der z. B. sagt: »Wohin gehe ich jetzt mit meiner Hand?« Die Hand geht einfach, weil sie dahin gehen muss. Die Botschaft war: Wenn es passiert, denkst du an nichts anderes.
2. **Verbindung, Verschmelzung, miteinander synchronisiert sein**
   Obwohl es paradox scheint, seien das Momente, in denen sie sich trotz absoluter Präsenz im eigenen Körper auch vollkommen verschmolzen mit dem anderen fühlten. Eine Interviewte sagte: »Du weißt intellektuell, dass du zwei Personen bist, aber alles fühlt sich verschmolzen an, alle Außengrenzen sind aufgehoben.«

3. **Tiefe sexuelle und erotische Intimität**
Bei dieser Komponente ging es um eine tiefe Erfahrung von Intimität, Vertrauen und wirklich besorgten, verbundenen Gefühlen füreinander. Dazu gehören auch Eigenschaften von Großzügigkeit und Geduld. Eine Person äußerte: »Ich weiß nicht, ob ich noch in der Lage bin, guten Sex zu haben, ohne wirklich um den anderen besorgt zu sein – es würde sich flach anfühlen.«
4. **Außergewöhnlich tiefe und empathische Kommunikation**
Die außergewöhnlich erfüllt Liebenden betonten dabei sowohl die verbale Kommunikation als auch die Sprache des Körpers und der Berührung. Kleinplatz sagt, sie hätten »einen schwarzen Gürtel in Kommunikation«. Es gäbe Gespräche vor, während und auch häufig – wie ein Debriefing – nach dem Sex. So seien sie in der Lage, ihre Körper und Seelen nackt zu teilen und immer weiter dazuzulernen.
5. **Echt, authentisch und transparent sein**
Bei dieser Komponente geht es um die Fähigkeit, sich zu erlauben, wirklich impulsiv, unbesorgt und man selbst zu sein und – die nächste Komponente – sich vom anderen darin sehen lassen.
6. **Verletzlichkeit und Hingabe**
Sich im Anblick des anderen komplett nackt zeigen zu können erfordert Mut, Vertrauen und die Fähigkeit zur Hingabe. Verletzlichkeit werde hier nicht verstanden im Sinne eines negativen, sondern positiven Gefühls des Loslassens, Fließenlassens, Weggespült- oder Genommenwerdens.
7. **Neugierige Forschung, Spaß und Risikobereitschaft**
Hier geht es nicht um das Risiko, schwanger zu werden, sich zu verletzen oder zu infizieren. Es gehe darum, Sex als große Straße der Weiterentwicklung und des persönlichen Wachstums zu sehen und in diesem Sinne eigene innere Grenzen zu erweitern. Dazu gehört beispielsweise, komische Geräusche oder Bewegungen jenseits jeglicher Eleganz geschehen zu lassen, weil sie eben gerade geschehen.
8. **Transzendenz und Wandel**
Bei der Beschreibung ihrer sexuellen Erlebnisse bedienten sich die Befragten immer wieder einiger Begriffe aus Physik oder Religion, um auszudrücken, wie die Erfahrung das normale Erleben

übersteigt, wie eine Elektrizität beide umschließt, wie sich etwas auflöst oder sich etwas öffnet, das vorher verschlossen war.

Großartiger, außerordentlich erfüllender Sex hat also nichts mit bestimmten Praktiken zu tun, sondern mit der Fähigkeit, man selbst zu sein, sich wirklich emotional und körperlich einzulassen und vertrauensvoll hinzugeben.

Was also müssen begnadete Liebende tun, um solch großartigen Sex zu haben? Fast alle Befragten betonten, wie wichtig es war, erst einmal alles zu *ver*-lernen, was sie bisher über Sex wussten oder dachten zu wissen. Das waren Prägungen, Stereotypen und Mythen aus ihrer Biografie oder aus den Medien. Allem voran steht der Mythos, Sex sei natürlich und müsse spontan sein. Doch wie gesagt: Außergewöhnlich begnadete Liebende werden nicht geboren, sondern gemacht. Sie haben eine lebenslange Lerngeschichte.

Gigantischer Sex ist in der Regel auch nicht spontan. Er *scheint* spontan zu sein. Bei genauer Betrachtung zeige sich aber, dass vor dem tollen Sex durchaus einige Stunden Vorbereitung und auch Einsatz stecken. In den Stunden davor gebe es beispielsweise liebevolle Gedanken, Fantasien oder Pläne, oder es werden zärtliche Textnachrichten getauscht. Vor der Begegnung gehe er oder sie vielleicht noch ins Fitnessstudio, danach komme die Dusche, vielleicht eine Rasur, und die Feinrippunterwäsche werde gegen Kleidung getauscht, in der er oder sie sich hübsch und sexy fühlt – alles in freudiger Voraussicht auf das Zusammensein. Die außergewöhnlichen Liebenden warfen also die Frage auf: Was ist verkehrt daran zu zeigen, dass mir unser Sex wichtig ist, und dafür auch Anstrengungen und Einsatz nicht zu scheuen? Großartiger Sex brauche eine gemeinsame hohe Priorisierung im Leben und Intentionalität.

Die Wichtigkeit zeigt sich durch beiderseitige Investitionen in einen sicheren Kontext und Zeit. Es brauche einige Stunden, um sich miteinander zu verbinden und vorher ein paar schöne Dinge zu tun – baden, duschen, einander ausziehen und vielleicht nackt tanzen etc. Das Ausschalten von Telefonen, das Abschließen von Türen und vor allem eine gute Kinderbetreuung, die es ermöglicht, auch Lärm zu machen, sind zentral. Ebenfalls wichtig seien Investitionen in

Komfort und Bequemlichkeit wie etwa eine angenehme Raumtemperatur, aufgeräumte Zimmer und evtl. bereit gestelltes Essen und Getränke. Außergewöhnlich Liebenden ist es wichtig, innere und äußere Ablenkungen zu minimieren, damit nichts mit der gemeinsamen Verbindung konkurriert.

Auch das Bedürfnis nach Überraschung und Neuem wurde von den Befragten als Mythos demaskiert. Es gehe darum, mit einer Haltung von Offenheit in jede Begegnung zu gehen. Da der Fokus auf der Selbsterforschung durch Sex liege, sei das mit dem Menschen oft einfacher, zu dem es bereits eine Bindung, Vertrauen und Erfahrungen gäbe. Hier kommt also ein spektakuläres Forschungsergebnis, das mit unserem Mainstream-Denken aufräumt: Viele Interviewte betonten, dass Sex mit der Zeit immer besser werde. Denn gigantischer Sex sei das Ergebnis fortlaufenden Lernens, von spannenden Entdeckungen und von der Klarheit, nichts mehr zu tun, das man oder frau nicht wirklich will. Und das beginne meist erst in der Lebensmitte, also frühestens den 40ern oder 50ern des Lebens. Dekonstruiert wird also auch der Mythos, dass gigantischer Sex nur für die Jungen und Schönen da sei. Die meisten Befragten hatten den besten Sex ihres Lebens erst ab der Lebensmitte.

Die Forschungsergebnisse aus Kanada ermutigen dazu, die Fixierung auf Faktoren wie die Penetration, den Orgasmus oder das Funktionieren zu überwinden und sich neugierig aufeinander einzulassen. Bei außergewöhnlichem Sex geht es eher darum, einen Raum zu eröffnen, sich zu erlauben, sich im Kontakt lebendig zu fühlen, füreinander da zu sein, sich zu zeigen, sich gegenseitig emotional und erotisch zu erforschen und miteinander zu spielen. Ist das dann eine Garantie für großartigen Sex? Nein. Aber es kann einen Rahmen schaffen, in dem großartiger Sex geschehen kann.

Sexy älter werden

Angehörige der reiferen Generationen müssen also den verächtlichen Blick der Medien oder mancher Jüngerer in Sachen Sex nicht mehr scheuen. Äußerungen wie »Da läuft nicht mehr viel« oder »Irgendwann geht es nicht mehr« werden als Klischee enttarnt, denn auch dazu haben die kanadischen Wissenschaftler gute Nachrichten: Es braucht keine volle sexuelle Funktionsfähigkeit, um noch wirklich großartigen Sex zu haben.

Für viele Paare geht es also in der Mitte des Lebens erst richtig los. Die Kinder als »Sexbremse« sind aus dem Haus. Der Stress lässt etwas nach. Verhütung ist kein Thema mehr, und das bietet ungeahnte Freiheit. Der Schönheitskult ist passé. »Weiße Haare, was soll's? Ein cooler Schnitt geht auch.« – »Ach, das trägt man jetzt so? Mir doch egal!« Ältere sind außer Konkurrenz, denn sie können mit dem Schönheitsterror scheinbar eh nicht mehr mithalten. Und das befreit ungemein.

Hormonell wird der Veränderungsprozess unterstützt von der sogenannten Androgynie, auch Gendercross genannt: einer Abnahme des Testosteronspiegels bei den Männern, und auf der anderen Seite einer Zunahme des Testosterons bei den Frauen. Umgekehrt geschieht das Gleiche mit dem Östrogen. Bei Männern lässt der testosterongepushte Drang jetzt etwas nach, und sie beginnen, auch mal ein gutes Buch oder Gespräch zu schätzen. Frauen, die über dem Mütterdasein und dem Druck ihre eigenen erotischen Anteile verloren haben, erobern sich diese wieder zurück. Sie lernen, klar zu sagen, was sie wollen und was nicht.

Auch in Bezug auf die Wechseljahre der Frau gibt es gute Nachrichten: Zwar wird die Haut dünner, und die Grundfeuchtigkeit nimmt ab, aber an der Erregungsfeuchtigkeit ändert das nichts, denn es handelt sich um zwei getrennte Feuchtigkeitssysteme. Und die Lubrikation bei sexueller Erregung bleibt unvermindert bestehen.

Die biologischen Veränderungen haben noch weitere Vorteile: Anders, als viele Menschen glauben, nimmt die Orgasmusfähigkeit – wenn sie auf andere Beine als die rein hormongepushten gestellt wird – im Laufe der Jahre keinen Schaden. Im Gegenteil: Sie bleibt ein Leben lang erhalten. Ja, die sexuelle Reaktionszeit verlängert sich. Aber auch das ist oft weniger Problem als Gewinn: Der wahrgenommene Druck durch den drängenden, erigierten Penis, der gefühlt schon Meilen weiter ist als die verlangensschwächere Partnerin, ist weg. Vorzeitige Ejakulationen sind Geschichte, und der gemeinsame sexuelle Genuss kann sich auf Zeiten verlängern, von

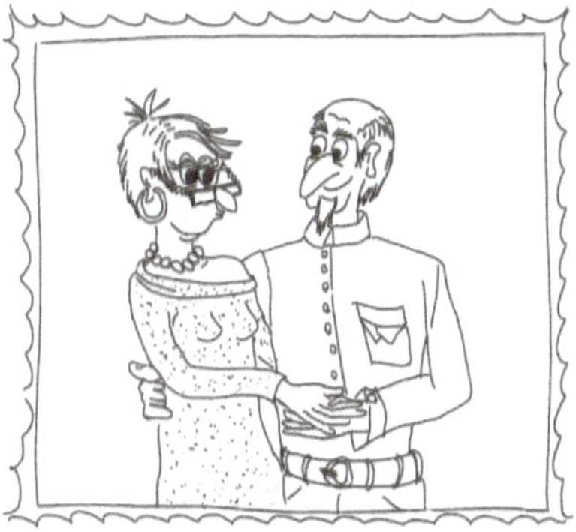

denen junge Menschen nur träumen können oder für die sie lange üben müssen.

Ältere können nur milde mit den Schultern zucken, wenn in den Medien alarmistisch wieder die neusten Zahlen angeblich normaler Geschlechtsverkehrfrequenzen aufgelegt werden. Sie sind raus aus dem Stress. Sie leben ihren Sex so, dass es für beide stimmt. Sie haben ihren Körper kennengelernt und können ihn einsetzen. Sie haben gelernt, die Erregung zu genießen.

Die Paare, denen es also gelingt, den Faden auch während der Rushhour des Lebens oder im Alter nicht abreißen zu lassen, und die offen, verbunden und mutig über ihre Veränderungen im Austausch sind, haben sehr gute Chancen auf einen zweiten Frühling.

Alles Wissenswerte in Kürze

Es gibt allgemeingültige Kriterien, die das Begehren fördern, und es gibt höchst individuelle. Rund um den Globus begehren Menschen den anderen mehr, wenn sie getrennt sind und sich das Zusammentreffen vor dem geistigen Auge ausmalen, wenn sie den Liebsten in seinem Element sehen und auch die Resonanz anderer auf ihn erleben oder wenn sie einander wieder überraschen.

Dabei gibt es Menschen, deren Verlangen spontan, leicht und mehrmals täglich einfach auftaucht. Und es gibt Menschen, die erst in der Resonanz, also responsiv, im ansprechenden erotischen Kontext ein Verlangen entwickeln. Für beide Partner lohnt es sich sehr, die Kontextfaktoren zu analysieren und so oft wie möglich zusammen die entsprechenden begünstigenden Bedingungen zu schaffen.

Aus der Sexualforschung wissen wir, dass wirklich erfüllender Sex nicht nur für die Jungen und Schönen ist, sondern als Ergebnis einer Lerngeschichte oft erst ab der Lebensmitte wirklich gigantisch wird. Was Sex für Körper, Geist und Seele so erfüllend macht, dass es sich wirklich lohnt, ihn zu haben, ist nicht abhängig von frischer Verliebtheit oder Stellungen. Um das zu erleben, braucht es eine Haltung von Offenheit, eine Priorisierung der sexuellen Beziehung, wirklichen Einsatz zur Gestaltung des Kontextes und ein Interesse, sich emotional und erotisch immer besser kennenzulernen.

Und weil’s so wichtig ist: noch mal!

Zum Schluss möchte ich den Kern meiner Aussagen noch mal zusammenfassen.

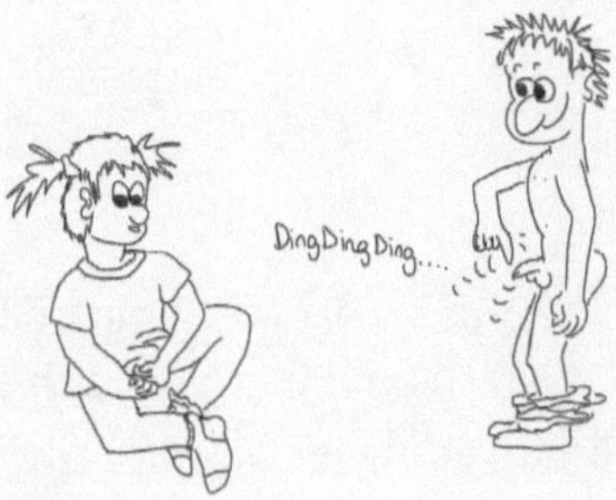

- Wenn wir unser sexuelles Erleben und Verhalten verstehen und vielleicht verändern wollen, brauchen wir zuerst einmal ein Konzept von unserem Genital, von seiner Funktion und vor allem eine (gute) Beziehung dazu.
- Eine wesentliche Rolle spielt dabei die Art und Weise, wie wir unseren Körper bewegen, anspannen und entspannen, sowie Erotisierungsprozesse. Beides ist überwiegend erlernt und damit auch wieder veränderbar.
- Im alltäglichen Leben und auch in der Sexualität spielt unser vegetatives Nervensystem eine wichtige Rolle. Es schaltet uns bei Triggern autonom in einen Defensivmodus. Doch auch hier können wir aktiv steuernd Einfluss nehmen.
- Ein Riesenthema in langjährigen Partnerschaften ist das unterschiedlich ausgeprägte Verlangen. Durch Druck und Vermeidung kommen Paare in Eskalationsprozesse und entfernen sich immer weiter voneinander. Auf dem Rückweg zur Mitte braucht es den Cool down des Verlangensstärkeren und den Turn on des Verlangensschwächeren. Beides passiert nicht von allein.
- Jede gesunde Paardynamik steht auf dem Fundament der Selbstverantwortung beider Partner. Selbstregulation und Autozentrierung helfen bei der Bewahrung und Zurückgewinnung langlebiger Erotik.
- Ein Herzstück langlebiger Erotik ist das offene und verletzungsfreie Gespräch und die achtsame Kommunikation der

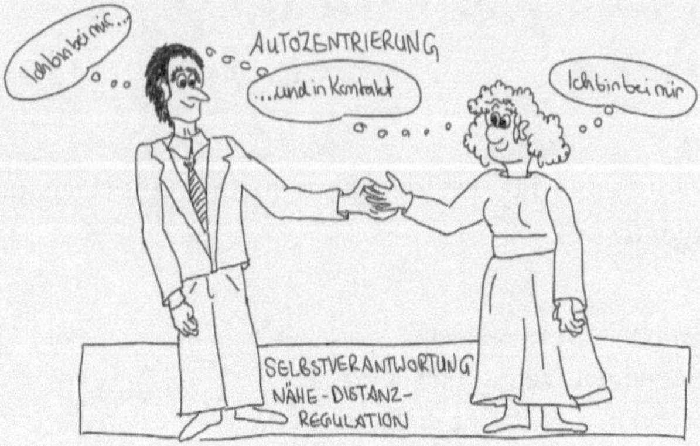

Körper. Jeder übernimmt dabei selbst die Verantwortung für alte Trigger und lernt, sich selbst zu regulieren.

- Ein weiteres Herzstück langlebiger Erotik ist der bewegte Körper. Dabei spielt insbesondere die erotische Schatzkiste, das Becken, eine wesentliche Rolle. Bewegung im Becken ist ein Allheilmittel zur Prävention und Heilung sexueller Störungen, zur Vermeidung altersbedingter Veränderungen, zur Anregung des Verlangensschwächeren und zur Beruhigung und Steigerung des Genusses beim Verlangensstärkeren und zur Förderung wohltuender Genital-Wellness.
- Eine Pocket-Variante der doppelten Schaukel geht so:
  - Kommen Sie in einen ruhigen Atemrhythmus.
  - Wenn Sie ausgeatmet haben, pumpen Sie den letzten Rest Luft mit einem kräftigen Anspannen des Beckenbodens raus.
  - Lassen Sie beim Ausatmen gleichzeitig in der oberen Körperhälfte alles sacken. Schultern, Brust und Unterkiefer sinken nach unten – nur die Nase bleibt oben.
  - Spannen und lösen Sie Ihren Beckenboden nun in diesem Atemrhythmus: Einatmen, Beckenboden lösen, Oberkörper aufrichten. Ausatmen, Beckenboden anspannen, Oberkörper entspannen.
- Ein zentrales Herzstück erfüllender Sexualität ist der Kontext. Viele Menschen, insbesondere Frauen, haben

ein responsives, kontextabhängiges Verlangen. Das zu berücksichtigen, verschafft beiden Seiten wieder mehr Handlungsfähigkeit. Dekonstruiert wird dabei vor allem der Mythos, Sex funktioniere natürlich und müsse spontan sein. Es zeigt sich, dass insbesondere diese Paare besonders erfüllenden Sex haben, die der Paarerotik eine hohe Priorität einräumen, sich dafür viel Zeit nehmen und individuelle Bedürfnisse nach dem Kontext berücksichtigen.

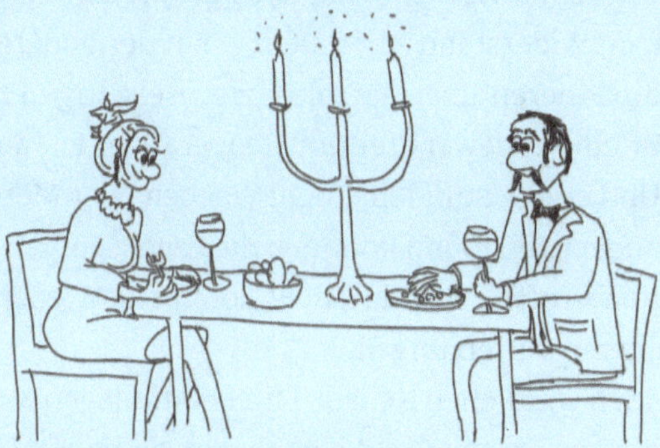

Zu guter Letzt

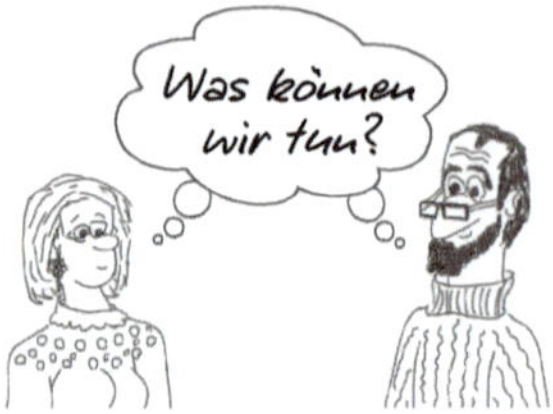

Nur wenn ich etwas ändere, ändert sich etwas

Auch der längste Weg beginnt mit dem ersten Schritt. Und den müssen wir selbst tun – auch weil wir die Schritte des anderen in unserem Stress vielleicht nicht sehen. Es gehört zu den häufigsten Paardynamiken, Widerstand zu leisten, wenn der andere auf einen zukommt. So passieren über die Jahre wechselseitige Prozesse, in denen mal der eine zugewandter und kooperativer ist, aber die andere blockt. Und einige Stunden, Tage, Wochen oder Monate später ist es genau andersrum. Dann kommen die gegenseitigen Vorwürfe: »Ich habe schon so oft …, aber du …!« Es kommt zu Wiederholungen, Frust und weiteren Verletzungen.

Wenn Sie einen wirklichen Neustart im Bett hinlegen wollen, ist es sinnvoll, sich abzusprechen und gemeinsam zu beginnen. Bei solchen großen Veränderungsprozessen ist es wichtig, nicht in kleinen Abschnitten zu denken. Wir haben es mit langjährig bzw. lebenslang eingeprägten autonomen Abläufen zu tun. Grundlegende Wahrnehmungs- und Bewältigungsmuster sollen verändert werden. Aber die lassen sich bei aller Liebe nicht durch einen Schnipp, eine Erkenntnis oder ein Versprechen umschreiben. Sie sind im Gehirn und Körper verankert, und es braucht seine Zeit, sie umzuschreiben. Das Projekt Neubeginn läuft also nicht über ein Ereignis, eine Woche oder einen Monat, sondern mindestens ein Jahr, besser noch mehrere Jahre. Wer hier zu kurzfristig schaut, handelt sich nur Frust und Ärger ein.

Sexualtherapien, Psychotherapien und viele andere Veränderungsprozesse habituierter Muster und Einstellungen durchlaufen oft drei Phasen: *Phase 1* ist die Begeisterung über neue Erkenntnisse und eine hohe Motivation zur Veränderung (die haben Sie jetzt beim Lesen vielleicht auch?). In *Phase 2* kommt es dann zur Ernüchterung. Es zeigt sich, dass die Veränderung bei aller Mühe doch sehr anstrengend und schwierig ist. Erfolge bleiben aus, oder der andere macht gefühlt nicht richtig mit. Das kann in *Phase 3* zum Ausstieg führen nach dem Motto: »Ich hab's ja probiert, es ging nicht.« Es kann aber auch durch tapferes Dranbleiben, gegenseitige Motivation, den Blick auf kleine Erfolgserlebnisse und die Erfahrung von Selbstwirksamkeit wirklich zu nachhaltiger Veränderung führen.

Ich empfehle Ihnen, bei diesem Veränderungsprozess in wirklich großen Zeitspannen zu denken. Bleiben Sie in gutem Kontakt zueinander und kommentieren Sie ausschließlich erwünschtes Verhalten. Das heißt: Loben Sie, wenn der andere etwas für Sie Wichtiges, Schönes und Erwünschtes macht, aber kommentieren Sie möglichst nicht die »Fehler«. Nach einem halben Jahr können Sie eine kleine Zwischenbilanz ziehen. Doch auch hier: Es geht nicht darum, dem anderen Vorwürfe zu machen. Ein solches Gespräch sollte dem roten Faden folgen: selbst Verantwortung übernehmen, selbstkritisch reflektieren und den Weg skizzieren. Kontraproduktiv ist dabei, häufig zu wiederholen, was noch nicht funktioniert, und hilfreich ist es, den Blick auf das zu richten, was schon besser funktioniert.

Jeder teilt sich im eigenen Projekt *Cool down* oder *Turn on* mit den eigenen Gefühlen und Bedürfnissen mit. Es darf nicht verallgemeinert werden. Jeder schaut nur auf die eigene Entwicklung. Das klingt dann also nicht so: »Von dir ist ja noch gar nichts gekommen«, oder »Du machst ja noch dauernd Mordsdruck.« Sondern so: »Ich habe jetzt schon ein paar Mal damit experimentiert, erotische Sachen zu lesen oder Filme zu schauen. Ich merke tatsächlich, dass das etwas mit mir macht, irgendwie regt es mich schon an. Aber es ist noch schwierig für mich, wirklich initiativ zu werden. Das schaffe ich irgendwie noch nicht ... Da muss vielleicht noch etwas Sicherheit oder Mut in mir wachsen. Dem möchte ich mich noch mehr zuwenden ...«

Eine gute Partnerschaft mit Intimität und langlebiger Erotik basiert auf einem offenen, konstruktiven Kontakt zueinander sowie auf Selbstverantwortung und realistischen Erwartungen. Sorgen Sie gut für sich selbst und nehmen Sie den anderen immer wieder offen und liebevoll wahr.

Ich wünsche Ihnen viel Erfolg bei Ihrem Projekt!

Hilfe für Betroffene

Weiterentwicklung der Sexualität

Wer mit der eigenen oder der partnerschaftlichen Sexualität unzufrieden ist und sie weiterentwickeln möchte, findet heute eine Auswahl gut ausgebildeter Sexualtherapeutinnen und Sexualtherapeuten. Leider ist die Berufsbezeichnung nicht geschützt, und für Laien ist es gar nicht so einfach, seriöse Angebot von unseriösen zu unterscheiden. Eine gewisse Hilfestellung können dabei zum Beispiel die Internet-Plattformen *www.ifsex.de* und *www.netzwerk-sexualtherapie.de* geben.

Häufig sind sexuelle und paardynamische Themen miteinander verquickt und nicht mehr so leicht trennbar im Sinne eines »Was war zuerst? Die Henne oder das Ei?« Dafür gibt es Paartherapeutinnen, die auch sexualtherapeutisch ausgebildet sind. Doch auch für diese Berufsbezeichnungen gibt es keinen gesetzlichen Schutz, und viele Kolleginnen und Kollegen geben auf ihren Webseiten an, »alles« zu können, ohne wirklich spezialisiert und erfahren zu sein.

Grundsätzlich gilt bei allen therapeutischen Angeboten: Für wirklich professionelle Arbeit braucht es eine mehrjährige qualifizierte Ausbildung – und die Chemie muss stimmen. Wenn Sie sich bei einer Kollegin wohlfühlen, diese allerdings schnell an die Grenzen ihres professionellen Repertoires stößt, kommen Sie genauso wenig voran, wie wenn jemand super ausgebildet ist, Sie sich dort aber nicht wohl und sicher fühlen. Meine Empfehlung ist also: Achten Sie auf beides. Augen auf beim Check der Qualifikationen. Und vertrauen Sie außerdem Ihrem Bauchgefühl. So können Sie mit professioneller Unterstützung ein gutes Stück weiterkommen.

Pornosucht und Sexsucht

Wenn Sie selbst von Porno- oder Sexsucht betroffen sind oder fürchten, betroffen zu sein, dann gibt es neben den oben erwähnten Sexualtherapeuten auch ein breites Angebot an Selbsthilfemöglichkeiten:

- Webseiten: z. B. *www.yourbraininporn.com*, *www.nofab.com*

- Selbsthilfegruppen: Die anonymen Sexaholiker *(www.anonyme-sexsuechtige.de)*, die anonymen Sex- und Liebessüchtigen *(www.slaa.de)* oder Hilfe für Angehörige Sexsüchtiger *(www.S-anon.de)*
- Außerdem empfehlenswert ist der Ratgeber von Kornelius Roth (2020): Sexsucht. Ein Ratgeber für Betroffene und Angehörige.

Sexuelle Übergriffe und Gewalt

Auch Betroffene sexualisierter Gewalt finden heute ein breites Hilfsangebot sowohl im Internet als auch in der Psychotherapie.

Wichtig ist vor allem, schnell zu reagieren. Das bedeutet in akuten Fällen die Notfallhotline 110 anzurufen und den Übergriff zu melden. Darüber hinaus gibt es spezialisierte Angebote für Frauen wie z. B. das Hilfetelefon *Gewalt gegen Frauen (www.hilfetelefon.de)*, den Bundesverband der Frauenberatungsstellen und Frauenhäuser *(www.frauen-gegen-gewalt.de)*, die Adresse für Kinder und Jugendliche *(hilfe-portal-missbrauch.de)* sowie die Betroffenenhilfen *www.wildwasser.de* und den Weißen Ring *(www.weisser-ring.de)*.

Erklärungen der Fachbegriffe

Achtsamkeit: mit der Wahrnehmung von Körper, Gedanken und Gefühlen fokussiert im Hier und Jetzt sein

Analsex: analer Geschlechtsverkehr, d. h. das Einführen des erigierten Penis in den Anus des Sexualpartners bzw. der -partnerin

Autozentrierung: fließender Wechsel des Wahrnehmungsfokus auf sich selbst und empathisch aufs Gegenüber gerichtet

BDSM: Oberbegriff und Abkürzung für »bondage, discipline, dominance, submission, sadism, masochism«; meist verwendet für sexuelle Vorlieben, die früher unschärfer als Sadomasochismus (SM) bezeichnet wurden

biopsychosoziales System: Begriff zur Beschreibung der Ganzheit des Menschen; vergleichbar mit Körper, Geist und Seele sowie der sozialen Umwelt

bisexuell: sexuelle Orientierung, bei der Menschen des eigenen Geschlechts und Menschen des anderen Geschlechts sexuell erotisiert werden

Bulbo-Klitoralorgan: biologischer Begriff für das gesamte Organ der Klitoris

Coolidge-Effekt: nachlassendes Interesse, mit dem immer gleichen Paarungspartner oder -partnerin zu kopulieren

Co-Regulation: Unterstützung bei der Beruhigung des eigenen Nervensystems durch eine andere Person, z. B. durch Trost und Verständnis

Cunnilingus: Form des Oralsex, bei dem der Partner/die Partnerin das weibliche äußere Genital mit dem Mund, den Lippen oder der Zunge stimuliert

Defensivmodus: in der Polyvagaltheorie Oberbegriff für die beiden Zustände des vegetativen Nervensystems, die eher zu Angriff oder Verteidigung bzw. zum Selbstschutz genutzt werden (Kampf, Flucht, Immobilisierung)

Diffusion (der Erregung): Diffusion ist die Fähigkeit, durch fließende Bewegung sexuelle Erregung im ganzen Körper zu verteilen

dorsaler Vagus: hinterer Zweig des größten Hirnnervs (Vagus) im parasympathischen Nervensystem, der viele inneren Organe mit dem Gehirn verbindet

Dyspareunie: Schmerzen beim Geschlechtsverkehr

Egozentrierung: Wahrnehmungsfokussierung vor allem auf sich selbst

Ejaculatio praecox: sexuelle Funktionsstörung des Mannes, bei der die Ejakulation/der Samenerguss sehr schnell, oft direkt nach dem Einführen des Penis in die Vagina, erfolgt, ohne mit einem lustvollen Orgasmus verbunden zu sein

Endorphine: körpereigene Opioide, d. h. vom Körper selbst produzierte Hormone mit opiumähnlicher (etwa beruhigender oder schmerzstillender) Wirkung

Erektion: Steifwerden des Penis

Erregungsmodus: erlerntes Verhalten zur Steigerung und späteren Entladung sexueller Erregung

Evidenz (wissenschaftliche Evidenz): empirische Befunde, die einen Zusammenhang wissenschaftlich belegen und damit seine Gültigkeit oder Wirksamkeit beweisen

Fist-Fucking/Fisting: Penetration der Vagina oder des Anus mit der Hand/Faust

Frenulum: anatomischer Begriff für eine Falte in der Schleimhaut; in diesem Kontext: Vorhautbändchen zwischen Eichel und Vorhaut des Penis

gay: englischer Begriff für homosexuell, häufiger für »schwul« verwendet, gelegentlich auch für »lesbisch«

Genitalkörperchen: spezialisierte hochsensible Nervenendigungen insbesondere im Genitalbereich

gespiegeltes Selbstempfinden: Selbstunsicherheit und damit verbundenes Angewiesensein darauf, vom anderen bestärkt und bestätigt zu werden

G-Punkt/G-Zone: etwa drei bis fünf Zentimeter im Inneren der Vagina liegendes Areal (grob im Bereich entlang der Harnröhre), dem subjektiv häufig eine hohe Erregbarkeit zugeschrieben wird, was wissenschaftlich und anatomisch aber noch nicht nachgewiesen werden konnte

Heteronormativität: gesellschaftliche Haltung, die die Erotisierung des anderen Geschlechts als normal definiert

heterosexuell: sich von Personen des anderen Geschlechts sexuell angezogen fühlen

Heterozentrierung: Wahrnehmungsfokus auf den Erwartungen und Wünschen des anderen anstatt auf den eigenen Wünschen und Bedürfnissen

Homologon: grundsätzliche Übereinstimmung männlicher und weiblicher Sexualorgane aufgrund ihres gemeinsamen evolutionären Ursprungs

homosexuell: sich von Personen des eigenen Geschlechts sexuell angezogen fühlen

Hymen: Jungfernhäutchen – dünner, meist durchlässiger Schleimhautsaum in der Vaginalöffnung des weiblichen Genitals

Impotenz: Unvermögen einer Erektion (Steifwerden) des Penis

intersexuell: intersexuelle Menschen haben Genitalien, die sich nicht als eindeutig männlich oder weiblich einordnen lassen

Intrusivität (im sexualtherapeutischen Sinn): lustvolle Besetzung des genitalen Eindringens in Partner oder Partnerin

Kanalisierung: Fähigkeit, die sexuelle Erregung zu konzentrieren und durch die Intensivierung von Rhythmus, Bewegung, Atmung und Muskeltonus bis zum Höhepunkt zu steigern

Klitoris: umgangssprachlicher Begriff für das weibliche, erregungs- und erektionsfähige Geschlechtsorgan

Koitus: Geschlechtsverkehr, d. h. genitale Vereinigung zwischen Mann und Frau bzw. zwischen Penis und Vagina

lesbisch: sexuelle Orientierung, bei der Frauen andere Frauen sexuell anziehend finden

Lubrikation: Feuchtwerden der Vagina

mentale Repräsentanz: Gedanke, der mit einer (sexuellen) Handlung oder Aktivität verbunden ist

Mentalisierung: Vorstellungsvermögen, Fantasie

Monogamie, monogam: Beziehungsform, bei der eine Person eine Liebesbeziehung zu ausschließlich einer anderen Person hat, meist bezogen auf sexuelle Exklusivität

monotheistische Religion: Religion mit einem Gott, die andere Gottheiten ausschließt

Neokortex: stammesgeschichtlich jüngster Teil der Großhirnrinde, in dem vor allem unsere besonderen menschlichen Fähigkeiten wie beispielsweise Reflexion, Handlungsplanung, Humor, Empathie etc. vernetzt sind

Neuroplastizität: Fähigkeit von Synapsen, Nervenzellen und ganzen Hirnarealen, sich mit fortlaufender Nutzung immer weiterzuentwickeln

Oralsex: Sexualpraktiken, bei denen Genitale mit dem Mund stimuliert werden

Parasympathikus/parasympathisches Nervensystem: im vegetativen Nervensystem zum Ausgleich des Sympathikus (Stressnervensystems) eher für Ruhe und Erholung zuständig

Petting: sexuelle Handlungen ohne Geschlechtsverkehr

phylogenetisch: die Evolution und Entwicklungsgeschichte von Lebewesen betreffend

Polyamorie, polyamor: Beziehungsform, bei der eine Person Liebesbeziehungen zu mehreren anderen Personen führt, diese Tatsache allen Beteiligten bekannt ist und bewusst gepflegt wird

Polyvagaltheorie: Steven Porges' neurobiologische und psychologische Theorie zur Erklärung von sozialem Kontakt, emotionaler Regulation und entsprechender Verteidigungs- und Schutzreaktionen

Präferenzen: Vorlieben (hier für bestimmte sexuelle Praktiken oder Orientierungen)

Prostata: Vorsteherdrüse, männliches inneres Geschlechtsorgan in der Umgebung der Harnröhre; bei Frauen wird die Paraurethral- oder Skenedrüse als weibliches Korrelat der Prostata oder weibliche Prostata bezeichnet

queer: Personen oder Handlungen, die durch ihre sexuelle Orientierung oder geschlechtliche Identität von der heterosexuellen Norm abweichen

Rezeptivität (im sexualtherapeutischen Sinn): lustvolle Besetzung des genitalen Aufnehmens in erogene Körperöffnungen (z. B. Penis in Vagina)

schwul: sexuelle Orientierung, bei der Männer Männer sexuell anziehend finden

Solosex: anderer Begriff für Masturbation oder Selbstbefriedigung

Stimulus/Stimulation: auslösender Reiz

sympathisch aktiviert/sympathisches Nervensystem/Sympathikus: Zweig des vegetativen Nervensystems, der eher für Stress und Mobilisierung zuständig ist

Transidentität/Transgender: die unvollständige oder Nichtidentifikation eines Menschen mit dem bei der Geburt zugewiesenen Geschlecht

Vaginismus (Scheidenkrampf): die unwillkürliche und reflexartige Anspannung des Beckenbodens und äußeren Bereichs der Vulva, die den vaginalen Eingang stark verengt und Eindringen verhindert

Vater-Pacini-Körperchen: Besonders wahrnehmungsempfindliche Rezeptoren der Haut, die besonders gut mechanische und Vibrationsreize übermitteln können

Verstärkererosion: nachlassende Wirkung der »positiven Verstärker«, d. h. der Belohnungswirkung von Eigenschaften oder Verhalten

Vulva: äußeres weibliches Genital

Womanizer: Auflegevibrator, der auf die Klitoriseichel gelegt wird und dort nicht – wie übliche Vibratoren – vibriert, sondern stimuliert, indem er sich ansaugt

Empfohlene Literatur

Büttner, M., A. Schadwinkel u. S. Stockrahm (2020): Ist das normal? Sprechen wir über Sex, wie du ihn willst. Weinheim (Beltz).

Clement, U. (2006): Guter Sex trotz Liebe. Berlin (Ullstein).

Eck, A. (2018): Der erotische Raum. Fragen der weiblichen Sexualität in der Therapie. Heidelberg (Carl-Auer), 2., überarb. Aufl.

Eck, A. (2021): Schlafzimmerblick: Liebe, Sex und Partnerschaft – ehrliche Antworten auf heikle Fragen. Hamburg (Harper Collins).

Gottman, J. (2014): Die 7 Geheimnisse der glücklichen Ehe. Berlin (Ullstein).

Henning, A.-M. (2014): Make more love. Ein Aufklärungsbuch für Erwachsene. Zürich (Kein und Aber).

Kleinplatz, P. J. u. A. D. Menard (2020): Magnificent sex. Lessons from extraordinary lovers. New York, London (Routledge).

Kollmeyer, B. u. M. Röder (2021): Partnerschaft und Sexualität. Paare in Beratung und Therapie. Stuttgart (Kohlhammer).

Nagoski, E. (2024): Kommt zusammen! Die Kunst (und Wissenschaft!) sexuell erfüllter Beziehungen. München (Knaur).

Perel, E. u. M. Windgassen (2020): Was Liebe braucht. Das Geheimnis des Begehrens in festen Beziehungen. Hamburg (Harper Collins).

Perrig-Chiello, P. (2017): Wenn die Liebe nicht mehr jung ist: Warum viele langjährige Partnerschaften zerbrechen und andere nicht. Bern (Hogrefe).

Porges, S. (2017): The pocket guide to the polyvagal theory. The transforming power of feeling save. New York (Norton & Co.).

Porges, S. (2021): Heilen mit der Polyvagal-Theorie. Neuronales Training für Körper, Herz und Hirn. Lichtenau (G. P. Probst).

Rescio, S. (2014): Sex & Achtsamkeit. Sexualität, die das ganze Leben berührt. Bielefeld (Kamphausen).

Richardson, D. (2011): Slow Sex. Zeit finden für die Liebe. München (Integral), 6. Aufl.

Röder, M. (2021): Der kleine Eheretter. Ein einfaches 3-Schritte-Programm für Paare. Heidelberg (Carl-Auer).

Roth, K. (2020): Sexsucht. Ein Ratgeber für Betroffene und Angehörige. Berlin (Ch. Links).

Schnarch, D. (2019): Intimität und Verlangen. Sexuelle Leidenschaft in dauerhaften Beziehungen. Stuttgart (Klett-Cotta), 9. Aufl.

Shiftan, D. (2018): Coming soon. Orgasmus ist Übungssache. München (Piper).

Sztenc, M. (2020a): Embodimentorientierte Sexualtherapie. Grundlagen und Anwendung des Sexocorporel. Stuttgart (Schattauer).

Sztenc, M. (2020b): Klappt's? Vom Leistungssex zum Liebesspiel – ein Übungsbuch für Männer. Stuttgart (Hirzel), 2. Aufl.

Whitford, J. (Hrsg.) (2022): Ein Fest der Vulvavielfalt. (This is us Books).

Podcasts und andere Medien

Bartlett, S.: Diary of a CEO. The orgasm Expert. This is how often you should be having sex. With Dr. Karen Gurney [Podcast]. Verfügbar unter: https://www.youtube.com/watch?v=wD6VczL2LtU [17.06.2025].

Büttner, M. u. S. Stockram: Zeit-Online-Sexpodcast: Ist das normal? Verfügbar unter: https://www.zeit.de/serie/ist-das-normal [27.10.2021].

Neuhof, A. u. Y. Dibaba: WDR 2 Podcast: Sex lieben – Ohjaaa! [TV-Serie und Podcast]. Verfügbar unter: https://www1.wdr.de/mediathek/audio/wdr2/ohjaaa/index.html [27.10.2021].

Was ich an dir liebe – das Fragespiel für Paare. München (Riva).

Über die Autorin

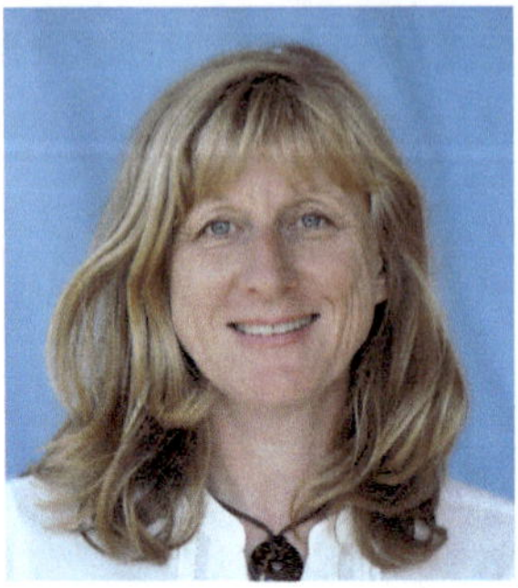

MONIKA RÖDER, eidg. anerk. Psychotherapeutin; Weiterbildungen: Systemische Therapie und Beratung, klinische Hypnose, Sexualtherapie und klinische Sexologie, Traumatherapie (dbt PTSD, Ego-State), Paarlife, PEP, Integrative Leib- und Bewegungstherapie. Seit 2011 eigene Praxis für Paartherapie und Systemtherapie in Bad Säckingen, seit 2017 zweite Praxis in Basel. Weitere Veröffentlichung: *Der kleine Eheretter. Ein einfaches 3-Schritte-Programm für Paare* (2. Aufl. 2025) und *Der kleine Seelenretter. Wege zu Selbstregulation, innerer Ruhe und verbundenem Kontakt mit anderen* (2024).

Kontakt: kontakt@paartherapie-bad-saeckingen.de